Vom Wert der Krankheit

Thomas Vetter

# Vom Wert der Krankheit

### Die spirituelle Dimension
### von Krankheiten

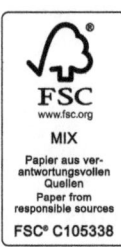

Bibliografische Information der Deutschen Nationalbibliothek:
Die Deutsche Nationalbibliothek verzeichnet diese Publikation
in der Deutschen Nationalbibliografie;
detaillierte bibliografische Daten sind im Internet über
http://dnb.d-nb.de abrufbar.


© 2009 Thomas Vetter
Satz, Umschlaggestaltung, Herstellung und Verlag:
Books on Demand GmbH, Norderstedt

ISBN: 978-3-8391-5521-9

# Inhalt

# Vorwort

Wenn wir krank sind, geht das mit dem Gefühl des Unbehagens, Schmerzes, der Beeinträchtigung von Geist und Körper einher. Wir wollen nur eins – und zwar so schnell wie möglich gesund werden. Wir empfinden diesen Zustand des Krankseins als überflüssig und lästig, häufig auch als bedrohlich für unsere Zukunftspläne und -wünsche oder sogar als lebensgefährlich.

Wenn uns jemand auffordern würde, einen Sinn, einen Wert in der Krankheit zu sehen, hielten wir dies für absurd, für vermessen und vielleicht sogar für zynisch. Aber genau dieser Frage – „Hat Krankheit einen Sinn, einen Wert?" – möchte ich mich in diesem Buch widmen. Diesen möglichen Sinn, den möglichen Wert einer Krankheit – auch wenn sie chronisch oder unheilbar ist – möchte ich als Möglichkeit aufzeigen, auch als Chance. Eine Chance des besseren Verständnisses von Krankheit. Eine Chance für den Kranken, seinem Leben eine neue Richtung zu geben. Eine Chance, die Fragwürdigkeit und Unzulänglichkeit unseres herrschenden Krankheitsverständnisses zu erkennen. Ein Krankheitsverständnis, das uns ja erst zu dem Kranken macht, der wir sind.

Dabei will dieses Buch vor allem zur Nachdenklichkeit anregen, es will nicht überheblich erscheinen und schon gar nicht zynisch. Wenn es dazu beitragen könnte, Krankheit etwas besser zu verstehen und zu ertragen, das Leben mit Krankheit besser zu meistern und das Selbstbewusstsein der Kranken zu stärken, hätte es schon viel erreicht.

Angesprochen werden sollen hier nicht nur Kranke selbst, sondern auch deren Angehörige, die häufig auf eine andere Art ebenfalls betroffen sind, und die Gesellschaft als Ganzes mit ihrem Bild, Vorurteil und Urteil über Krankheit.

# Einleitung

Nach unserem heutigen Verständnis gilt Krankheit als Störung der geistigen oder körperlichen Funktionen, als Defekt, als Schädigung. Demnach wäre Krankheit grundsätzlich etwas nicht Sinnvolles, Nichtgewolltes, Bedrohliches.

Doch ist diese Auffassung richtig? Und galt sie schon immer? Wie sehr wird dieses heutige Krankheitsverständnis geprägt von medizinischen, genauer biomedizinischen Einsichten? Wie sicher sind diese Einsichten?

Fragen, die in diesem Buch besprochen werden sollen – ohne abschließende Antworten geben zu wollen. Abschließende Antworten sind sowieso nie möglich. Es soll sich um Denkanstöße handeln, mögliche Einsichten in Größeres und Umfassenderes, als Wissenschaft, Biomedizin und Schulweisheit lehren.

Zur Annäherung an das Thema setzt sich das erste Kapitel mit dem aktuellen Krankheitsverständnis, dessen Wurzeln und Grundlagen auseinander. Es wird beleuchtet, welche Probleme dieses Krankheitsverständnis mit sich bringt, wo seine Beschränkungen liegen, wo seine Gefahren. Das nächste Kapitel wird sich dann anderen Krankheitslehren zuwenden – der chinesischen und der von Naturvölkern. Nicht mit dem Ziel, deren Methoden, Erfolge und Misserfolge zu analysieren. Auch nicht mit der Absicht, sie als positives Beispiel, als Vorbild unserem heutigen Krankheitsverständnis gegenüberzustellen. Sondern um zu ergründen, welche Bedeutung, vielleicht welchen Wert Krankheiten in anderen Systemen haben.

Auf dieser Basis soll dann auf die Frage nach einer möglichen allgemeingültigen Bedeutung, nach einem Sinn von Krankheiten, unabhängig von Krankheitsverständnis, Kultur und Weltanschauung, aber auch unabhängig von der Art der Krankheit eingegangen werden. Gilt es Unterschiede zu machen zwischen akuten, in der Regel als überwindbar geltenden Krankheiten und solchen, die als chronisch oder dauerhaft fortschreitend gelten? Hierzu wird ein Überblickskapitel einige ausgewählte Krankheiten einzeln unter dieser Fragestellung betrachten.

Wie Krankheit gilt heute auch der normale Alterungsprozess als nicht erwünscht und gerät zunehmend ins Blickfeld von Medizin und Pharmakologie, mit dem Ziel, ihn ebenso zu bekämpfen. Ein Schlüssel zum besseren Verständnis von Krankheit scheint deshalb auch die genauere Betrachtung des Alterns zu sein. Deshalb ist auch der Frage von Bedeutung, Sinn und Wert des Alterns ein Kapitel gewidmet, in dem Unterschiede und Gemeinsamkeiten von Altern und Krankheit betrachtet werden.

Ein wichtiges Ziel dieses Buches ist es, den spirituellen Wert von Krankheit wie auch Alterung zu ergründen – nicht im Sinne einer Lehre oder Konfession, sondern im Sinne einer unabhängig vom aktuellen Wissenschafts- und Erkenntnisstand gültigen Bedeutung. Hier werden Fragen berührt, die sich mit allgemeingültigen Werten im Leben eines Menschen in einer Gesellschaft, aber auch der Menschheit als Ganzes und zu allen Zeiten befassen. Was sind die Konstanten, die Werte im Zusammenleben von Menschen und im Blick auf die Welt, zu allen Zeiten und in allen Gesellschaften? Auch wenn sie immer wieder sträflich verletzt, geschändet, beiseitegeschoben wurden und werden, im Kleinen wie im Großen, kennen wir solche Werte zu allen Zeiten und in allen Gesellschaften. Die Geschichte und die Gegenwart zeigen, dass die Menschen im Einzelnen und die Gesellschaft als Ganzes immer wieder, bewusst oder unbewusst, gewollt oder ungewollt Opfer in Kauf nehmen. Opfer, die als notwendig gelten, um diese Werte zu verwirklichen.

Dieser Opfergedanke spielt hinein in alle gesellschaftlichen Bereiche, so auch, überwiegend unbewusst, in die Medizin und

Heilkunde. Krankheiten sind deshalb auch Opfer, die dem Einzelnen, auch einer Familie oder Gruppe unbewusst abverlangt werden, um das aktuelle Gesellschaftssystem und dessen Weltanschauung zu stabilisieren. Dies gilt heute wie zu allen Zeiten.

Wir müssen uns deshalb auch die Frage stellen, welche Gefahren und Verunsicherungen wir heraufbeschwören, wenn wir das aktuelle Krankheitsverständnis in Frage stellen. Dieser Versuch ist nur dann berechtigt, wenn er erwarten lässt, dass mehr Positives als Schädliches damit zu erzielen ist.

Ich bin zutiefst davon überzeugt, dass dies zutrifft. Kranke sind aber nicht nur Opfer. Sie können im spirituellen Sinne gerade auch reifere, bewusstere, wertvollere Menschen sein. Krankheit, in dieser Form umfassend betrachtet, kann nicht nur Defekt, Opfer oder Negatives bedeuten, sondern liegt häufig sehr viel näher am Sinn des Lebens, am Sinn des Daseins, als dies je ein Gesunder erreichen kann.

Einen kleinen Denkanstoß hierzu soll das vorliegende Buch geben.

# Unser modernes Krankheitsverständnis

Was ist eigentlich eine Krankheit? Man sollte annehmen, dass es Krankheiten zu allen Zeiten gab, wenn auch in anderer Häufung und Verteilung. Es scheint plausibel, dass Zahnschmerzen, Arthrose, Verletzungen und die meisten heute bekannten Krankheiten zu allen Zeiten bestanden und vergleichbare Beschwerden verursachten. Allenfalls waren frühere Generationen härter im Nehmen. Aber ist dies wirklich so?

Wie sehr bestimmt unser Bild von der Krankheit, das wir heute haben, die Krankheit selbst? Deren Art und Verlauf, den Charakter der Beschwerden? Wir haben heute ein bestimmtes Bild von einer Krebserkrankung, von einer Demenz oder einem Knochenbruch. Wir haben eine klare Vorstellung von deren Auswirkungen, Verlauf und Gefahren, auch von den körperlichen und möglichen geistigen Veränderungen, die solche Krankheiten mit sich bringen.

Unternehmen wir einmal folgenden Versuch: Wir schieben alle unsere Vorstellungen und Kenntnisse über eine Krankheit beiseite. Die Krankheitslehre, das Krankheitsbild sind uns völlig unbekannt. Dann macht sie sich für uns bemerkbar durch entsprechende Beschwerden, also emotional getönte Befindlichkeitsstörungen, wie etwa Schmerz, Übelkeit, Störungen der körperlichen oder geistigen Funktionen. Wir wüssten nicht, was sich da abspielt. Wir wüssten noch nicht einmal, dass eine Krankheit dahintersteckt. Wir würden uns nur einfach nicht wohlfühlen, oder die Umgebung würde bemerken, dass wir uns verändert haben, auch ohne dass wir selbst etwas davon spüren müssen (wie zum Beispiel bei Demenz oder Schizophrenie). Wir wüssten nicht, wie diese Befindlichkeitsstörung verläuft, ob es schlimmer wird oder bald besser. Wir hätten aber stets das Bedürfnis, dass sie bald wieder vergeht oder sich bessert.

Selbstverständlich würden wir die jeweils gültigen Hilfsangebote hierzu in Anspruch nehmen. Hier gibt und gab es Fachleute zu allen Zeiten, denen wir vertrauensvoll zubilligen, dass sie über unsere jeweiligen Befindlichkeitsstörungen, deren Ursache und Verlauf mehr wissen. Diese Fachleute sind heute Ärzte. Früher waren es Schamanen und Geistheiler.

Ärzte erkennen die ihnen vorgetragenen Befindlichkeitsstörungen nach meist aufwändigen Untersuchungen als Krankheit und nennen sie Krebs, Demenz, Beinbruch, Epilepsie oder wie auch immer. Damit erhält unsere Befindlichkeitsstörung zwingend einen Namen, eine Diagnose. Daneben wird uns auch eine Prognose gegeben und eine Therapie verschrieben. Aber am bedeutendsten ist eben, dass die Befindlichkeitsstörung sich sozusagen automatisch in eine klar definierte Diagnose verwandelt, der wir aufgrund der vermeintlichen Kenntnisse und Erfahrungen der Fachleute ausgeliefert sind. Ja, wir können die verordnete Therapie willig annehmen und hoffen, dass sie anschlägt. Aber die Entscheidung, ob sie das tut, liegt nicht in unserer Hand. Sie ist noch nicht einmal grundsätzlich daran zu erkennen, ob es uns mit unserer Befindlichkeitsstörung besser geht. Die Entscheidung darüber treffen vielmehr die Ärzte mit ihren Mess- und Untersuchungsmethoden. Ob es uns besser oder schlechter geht, hängt nun nicht mehr von unseren Befinden, sondern von der Qualität der Messergebnisse ab. Eine subjektiv empfundene Besserung mag dann nur als „vorübergehend" gelten, und wenn es uns umgekehrt schlechter geht, gilt dies nicht zwingend als Fortschreiten der Krankheit. Also ist die Befindlichkeit nun nicht mehr Maßstab der Beurteilung des Verlaufs, sondern hiervon abgekoppelt. Der Verlauf der Krankheit ist letztlich nur Fachleuten zugängig, mit denen nur von ihnen interpretierbaren Messergebnissen.

Aus der Befindlichkeitsstörung wird eine Krankheit. Wir werden jetzt von der Krankheit beherrscht. Eine Befindlichkeitsstörung gehört zwar nach wie vor zu ihr, aber hierfür interessieren sich die Ärzte eigentlich kaum noch. Denn die Messergebnisse halten sie für verlässlicher und fassbarer. Schmerz und Übelkeit kann man nun einmal nicht messen. Aber einen sogenannten Rheumafaktor oder Entzündungsparameter im Blut oder die Größe eines Tumors im Körper kann man messen. Obwohl wir annehmen dürfen, dass diese Untersuchungs- und Messergebnisse eine rasche Diagnose und eine erfolgversprechende frühzeitige Therapie erlauben und damit nützlich und sinnvoll sind, gibt es eine Kehrseite dieser Sichtweise:

Wir sind durch Ärzte und unseren Glauben an deren Kunst zu Kranken geworden, zum Beispiel zu Krebskranken, Demenzkranken, Frakturkranken oder psychisch Kranken. Die Krankheit prägt vorübergehend oder dauerhaft unser Leben, also unser Denken und Fühlen. Die Krankheit hat einen Namen, sie hat einen typischen Verlauf. Bestimmte Behandlungen sprechen mit einer gewissen Wahrscheinlichkeit an.

Unsere Befindlichkeitsstörung ist jetzt zu einem klar definierten Krankheitsbild geworden, deren Art, Verlauf und Behandlungsregime sich für die Ärzte und für uns klar abzeichnet.

Hierbei spielen heute statistische Werte, also Durchschnittswerte eine zentrale Rolle. Welche Macht der statistische Durchschnitt sowohl auf Messparameter, an denen die Diagnose festgemacht wird, als auch auf die Behandlungsentscheidung und die Prognose hat, machen sich schon die Ärzte kaum mehr klar, Betroffene erst recht nicht.

In der modernen Medizin wird dieses Phänomen zumeist völlig ignoriert. Allein die endgültige Festlegung auf eine bestimmte Krankheit führt dazu, dass diese auch typischerweise so verläuft, wie es bei ihr meist zu erwarten ist. Man nennt dieses Phänomen selbsterfüllende Prophezeiung. Mein Bild von der Krankheit und das der Ärzte prägt die Krankheit und ihren Verlauf nun sehr viel mehr als meine eigentliche Befindlichkeitsstörung.

Sind wir denn nun in unserem Kranksein wirklich alle Opfer unserer Einbildung, eines Bildes von uns und unserem Kranksein? Dies anzunehmen wäre zynisch. Ein so mächtiges naturwissenschaftlich-biomedizinisches System wie unser heutiges Gesundheitssystem hätte sich nicht entwickeln können, wenn nicht die ihm zugrunde liegenden Einsichten plausibel wären und gewisse Erfolge zu verzeichnen hätten. Aber dieses Gesundheitssystem – das ist geradezu das ihm innewohnende Prinzip – ordnet nun einmal alle Messergebnisse, die zu Krankheitsdiagnosen führen, sowie den Verlauf und die Behandlung der Krankheit statistischen Mittelwerten zu.

Dies geschieht auf Kosten der Individualität und ignoriert die Einzigartigkeit jedes Menschen. Zum Zwecke der Einordnung und Handhabbarkeit werden deshalb Befindlichkeitsstörungen zu Diagnosen und Krankheitskategorien umgeformt und damit der Mensch mit seiner Gesundheitsstörung auf ein statistisches Mittelmaß zurechtgestutzt, das schließlich der Maßstab jeder weiteren Behandlung ist. Die heutigen Ärzte befassen sich mit Krankheiten und nicht mehr mit Kranken. Der Mensch tritt als solcher und mit seiner Befindlichkeitsstörung hinter der von außen zugeordneten Krankheit zurück.

Genau dieses Problem führt im heutigen Gesundheitssystem zu dem fast zwanghaften Versuch der Definition, oder besser Erfindung, immer neuerer und damit von immer mehr Krankheiten, zu deren Einteilung in immer neue Unterkategorien. Diese fortschreitende Unterkategorisierung oder Neukreierung trägt nun nicht etwa den sehr unterschiedlichen Befindlichkeitsstörungen von Kranken Rechnung, sondern fast nur der Vielfalt und Unterschiedlichkeit von Messergebnissen, die eben doch immer wieder vielfältig vom statistischen Mittelwert abweichen.

So ist davon auszugehen, dass auch die vermeintlich Gesunden unter uns bereits verschiedene Krankheiten in sich tragen, von denen sie nichts wissen oder ahnen. Die aber leicht aufzuspüren wären, wenn wir uns nur immer wieder gründlich genug untersuchen lie-ßen. Es könnte sich hierbei durchaus um Krankheiten handeln, die zunehmend als behandlungsbedürftig deklariert werden (von Ärzten und Pharmaindustrie), um uns vor ihrem spürbaren Ausbruch oder vor ihrer Verschlimmerung zu bewahren. In diesem Denksystem sind Befindlichkeitsstörungen bereits vollständig von Krankheit abgekoppelt. Krankheit ist hier jede definierte Abweichung von einer willkürlich festgelegten statistischen Norm.

Ein weiteres Problem, das für unser Thema von zentraler Bedeutung ist, ist die Tatsache, dass Krankheit im biomedizinischen Verständnis ein Defekt ist, etwas Überflüssiges, Unbrauchbares, etwas grundsätzlich Negatives. Diesen Defekt gilt es zu bekämpfen, mit allen verfügbaren Mitteln; herauszuschneiden, wegzuätzen, zu zerstrahlen oder durch Medikamente und Ersatzstoffe zu beeinflussen oder zu kompensieren.

Dieses Krankheitsverständnis macht aus einem Kranken ein nicht intaktes, minderwertiges Subjekt. Ein immenser personeller, intellektueller und finanzieller Aufwand gilt als gerechtfertigt, um diesen Defekt zu beseitigen oder zumindest zu mildern.

Hier gibt es eine klare Abgrenzung. Auf der einen Seite steht der gesunde Arzt, der dem Patienten sein Wissen über die Krankheit zur Verfügung stellt, das dieser selbst nicht hat, und der ihm seine Hilfe anbietet, auf die er angewiesen ist. Auf der anderen Seite steht der Hilfe suchende Kranke, der dem Arzt ausgeliefert ist, der sich wegen der Krankheit vom Arzt abhängig fühlt.

Der Arzt hätte hier eine wichtige Funktion, nämlich die der Vertrauensperson, die nicht nur weiß, welche Therapie gegen die Krankheit helfen kann, sondern auch Hilfe leistet im Umgang mit ihr – eine fast immer ebenso wichtige Hilfe wie die Therapie selbst. Dieser Aufgabe kommt er aber nicht oder nur sehr begrenzt nach. Er wird für Diagnostik und Therapie bezahlt und nicht für Gespräch, Beratung und Seelsorge.

Auch die Position des Kranken in der Familie und im Bekanntenkreis ist eine schwierige. Ihm begegnet Sorge, Angst, Hilflosigkeit, Mitleid. Er gerät damit ins Abseits. Denn er ist nicht mehr so wie die anderen Gesunden. Er ist anders und bedarf der Rücksichtnahme, die meist verknüpft ist mit gut gemeinten, aber wenig hilfreichen Ratschlägen, resultierend aus Halbwissen und Hörensagen.

Die herrschenden allgemeinen Arbeitsbedingungen tun ein Übriges. Es werden zunehmend nur noch Arbeitskräfte gebraucht, die bereit und fähig sind, stets 100 Prozent und mehr zu geben. Ein Kranker wird aus diesem System, vor allem dann, wenn die Krankheit länger dauert oder chronisch ist, ausgesondert und landet in Dauerarbeitslosigkeit, wird abhängig von finanzieller und sozialer Unterstützung. So wird er also auch im allgemeinen Gesellschaftsgefüge auf seine Krankheit und vermeintliche Leistungsunfähigkeit und Schonungserfordernis reduziert.

Insofern ist der Kranke umfassendes Opfer einer Krankheitskultur. Er ist Opfer des Bildes seiner Krankheit, wie es die Ärzte geprägt haben und wie es sich sowohl in der Gesellschaft wie im Kranken selbst verankert hat.

Er ist aber zugleich auch Opfer der hieraus erwachsenden Stigmatisierung.

Es ist nicht übertrieben, zu sagen, dass in dieser Krankheitskultur die Krankheit erst ihr Gesicht, ihren Schrecken, ihren Verlauf bekommt, der ihr sozusagen selbsterfüllend prophezeit und zugemessen wird.

Das wiederum hat die fatale Folge, dass der Kranke in der Biomedizin immer mehr auf seine Krankheit reduziert wird. Er ist im medizinischen Jargon der Krebskranke, der Herzinfarkt, der Schlaganfall, den es zu behandeln gilt. Name und Person spielen hier nur zum Wiedererkennen und für die Abrechnung eine Rolle.

In welchem sozialen Gefüge, unter welchen persönlichen Bedingungen der Betroffene krank geworden ist und mit seiner Krankheit umzugehen hat, wird vernachlässigt, denn es spielt weder für die Diagnose noch für die Behandlung eine besondere Rolle und würde nur die Effektivität des Prozesses stören. Denn dies herauszufinden erforderte Zuwendung, Gespräche, Verständnis und Einfühlungsvermögen. Hierfür fehlt den Ärzten die Zeit und zunehmend auch die Fähigkeit.

Auch wenn ich hier ein recht düsteres Bild unseres Gesundheitssystems zeichne, soll dies nur die problematische Seite der herrschenden Prinzipien und Sichtweisen verdeutlichen. Natürlich ist ein solches System, das so lange besteht, nicht gänzlich ohne Wert und nicht völlig zu Unrecht so anerkannt, natürlich bietet es viele Hilfsmöglichkeiten. Diese beruhen auf sehr differenzierten Kenntnissen über Funktion und Aufbau unseres Körpers. Es existiert eine schier unüberschaubare Vielfalt an teils hochkomplexen Therapieangeboten. Und auch der Zugang fast aller zu den Gesundheitsleistungen und die materielle Absicherung bei tatsächlicher krankheitsbedingter Leistungs- und Arbeitsunfähigkeit sind ein wichtiger Wert des herrschenden Systems – der zumindest derzeit noch in unserem Lande besteht.

Aber die Probleme, die Unzulänglichkeiten und das Schadenspotenzial eines komplexen Systems, und zwar egal welcher Art, werden häufig ignoriert, ausgeblendet oder in der Annahme, dass der Nutzen überwiegt, in Kauf genommen. Häufig treten erst ab einer gewissen Stufe der Ausdifferenzierung und Fortentwicklung die Probleme des Systems ins Blickfeld und Bewusstsein, sodass sich erst dann eine Bereitschaft und eine Bewegung zur Änderung entwickelt. Dies gilt für politische und weltanschauliche Systeme, aber auch für Gesundheitssysteme.

# Ein anderes Krankheitsverständnis

Wir können davon ausgehen, dass es so etwas wie Krankheit oder Leid schon immer gab und wohl auch immer geben wird, solange Menschen existieren. Nur das Bild von deren Bedeutung und Verursachung befindet sich im steten Wandel und hat sich in den letzten 100 Jahren in Europa und Amerika drastisch verändert.

Stellen wir uns einmal vor, dass Krankheit nichts Diskriminierendes hat, dass Krankheit nicht als Defekt oder Unglück aufzufassen ist, dass es nicht sofort gilt, eine Krankheit zu bekämpfen. Krankheit, egal welche, könnte doch einen wie auch immer gearteten höheren Sinn haben – sowohl für den Kranken selbst als auch für seine Umgebung und vielleicht auch für die Gesellschaft als Ganzes.

Gemeint ist hier nicht die schon angesprochene Funktion des Opfers für das gesellschaftliche Gefüge. Es geht hier um einen Sinn, eine Bedeutung, die weit darüber hinaus reicht.

Betrachten wir zuerst frühere Krankheitsvorstellungen oder solche anderer Kulturen.

Das Krankheitsverständnis von Naturvölkern – das die überwiegende Zeit menschlicher Entwicklung vorherrschte – geht von einem Ungleichgewicht der sichtbaren und unsichtbaren Kräfte der Natur als Ursache von Krankheit aus. Meist hat der Betroffene selbst dieses Gleichgewicht gestört und wurde deshalb krank. Manchmal ging die Störung auch von einer Gruppe oder einem Außenstehenden aus, wodurch die Krankheit bei einem bestimmten Mitglied der Gemeinschaft hervorgerufen wurde. Die Störung des Gleichgewichts konnte auch mehrere Mitglieder der Gemeinschaft treffen, die dann gemeinsam krank wurden.

Es gibt verschiedene Möglichkeiten, wie ein solches Gleichgewicht gestört werden kann: Mangelnder Respekt den Geistern oder Göttern gegenüber, Ausübung schädigenden Zaubers,

Tabubruch – um nur einige zu nennen. Immer hat die Krankheit eine klare Ursache: Das Verhältnis des Betroffenen zu den Geistern oder Göttern wurde, selbst- oder fremdverschuldet, gestört. Es gilt dann, diese Ursache von Heilkundigen aufspüren zu lassen, die sie durch Rituale, Magie und Besänftigung der Geister beseitigen.

In der traditionellen chinesischen Medizin wiederum ist es das Gleichgewicht des Kosmos, das Gleichgewicht zwischen Yin und Yang, das gestört ist. Ein Gleichgewicht, das zwischen diesen beiden Polen stets hin und her pendelt und Prinzip und höherer Sinn des Daseins, der Welt und des Kosmos ist. Dieses Gleichgewicht und dessen Pole finden sich auch in der Seele und im Körper des Menschen. Ein Verschieben einer bestimmten Körperfunktion hin zu einem Pol verursacht Krankheiten. Energie kann nicht mehr fließen, wie es notwendig ist, um das Gleichgewicht aufrechtzuerhalten. Es gilt, diesen Energiefluss (zum Beispiel mit Akupunktur oder Kräutermedizin) und damit die Wiederherstellung des Gleichgewichts zu fördern.

Auch nach einem solchen Krankheitsverständnis – dem chinesischen wie dem der Naturvölker – geht durchaus etwas Bedrohliches, Beängstigendes, die Gemeinschaft Gefährdendes von Kranken oder der Krankheit aus. Die aus dem Gleichgewicht geratenen Kräfte des Kosmos oder der Geister bedrohen potenziell auch andere oder das ganze Gemeinschaftsgefüge.

Hier gilt es aber – und das ist der Unterschied zu unserem Krankheitsverständnis – nicht vorrangig, die Krankheit zu bekämpfen, sondern auch erst einmal das Ursachengefüge zu erkennen und Maßnahmen gegen die Ursachen der Krankheit zu ergreifen. Man geht davon aus, dass die Symptome sich bessern oder verschwinden, wenn die geistige oder spirituelle Ursache erkannt und beseitigt wurde. Es geht hier nicht um das Erkennen oder die Beeinflussung von Messergebnissen oder Normabweichungen.

Die Harmonie mit den Kräften der Natur, den Göttern oder Geistern oder, wie in monotheistischen Kulturen, mit Gott, spielte zu allen Zeiten im Krankheitsverständnis und in der Heilkunst eine zentrale Rolle. Dieses Krankheitsverständnis unterscheidet sich grundsätzlich von dem heutigen biomedizinischen, das organisch und mechanistisch ausgerichtet ist und den kranken Organismus eher wie eine defekte und zu reparierende Maschine auffasst.

Ich möchte vor diesem Hintergrund nun eine Hypothese diskutieren, die noch einen entscheidenden Schritt weitergeht: Krankheit ist weder eine Störung und ein Defekt noch eine Folge von Disharmonie und gestörter Einheit der Welt, sondern Krankheit ist im Gegenteil geradezu Teil der Einheit, des Gleichgewichts der Welt, Teil der Spiritualität. Mehr noch, sie trägt zur Erfüllung der Spiritualität und Einheit bei. Sie hat insofern einen spirituellen Wert, einen herausgehobenen Sinn im Dasein des einzelnen Menschen, des Betroffenen, aber auch der Gesellschaft und der Welt als Ganzem.

Welche Krankheiten es gibt, wie sie genannt werden und ob sie nur als Leid, Katastrophe, Defekt oder auch als Chance, als Sinn und Wert aufgefasst werden, hängt vom herrschenden Weltbild ab, das immer auch eine bestimmte Sicht auf Krankheit einschließt.

Es wirkt nach dem heute herrschenden biomedizinischen Krankheitsverständnis vermessen, kann sogar als zynisch missverstanden werden, Krankheiten, zumal schweren und chronischen, einen Wert, einen Sinn zuzusprechen.

Selbstverständlich bringen Krankheiten immer Leid, oft Verzweiflung für die Betroffenen und meist auch für die Angehörigen mit sich. Dieses Leid, diese Verzweiflung ist aber gerade dann am größten und am bedrückendsten, wenn Krankheit als Defekt aufgefasst wird, als sinnlos, als überflüssig. Wenn das höchste Ziel des Lebens dauerhafte Schönheit und Fitness ist, alle körperlichen und materiellen Möglichkeiten ausgetestet werden müssen, wenn nicht erkannt und akzeptiert wird, dass es kein Glück, keine Freude ohne Leid und ohne Schmerz gibt, dass menschliche

Körperfunktionen nur einen Teil des Menschseins ausmachen – dann führt Krankheit zu Leid, Verzweiflung, Hoffnungslosigkeit. Hieraus resultiert dann ein überbordendes, alles dominierendes und unkritisch in Anspruch genommenes Gesundheitssystem als Hoffnungsträger, in dem Aufwand und Nutzen nicht mehr kritisch reflektiert werden.

Krankheit hat eben nicht nur eine körperliche, eine biomedizinische Dimension. Sie hat vielmehr auch eine geistige Dimension, eine philosophische und spirituelle. Neben dem Wunsch, wieder zu genesen, wirft uns die Krankheit immer auch auf die Frage des Sinns zurück. Die Frage: Warum dieses Leiden? Warum gerade ich oder meine Angehörigen? Es sind Fragen, die sich zumindest bei schweren Krankheiten fast stets einstellen und letztlich in die Frage nach dem Sinn des Lebens münden.

Diese Dimension von Krankheit spielt in der heutigen Biomedizin kaum noch eine Rolle. Im Gegenteil. Hier meint man, Sinnfragen und auch religiöse Empfindungen in den Bereich des Spekulativen und Unwissenschaftlichen verbannen zu müssen oder gar bald als biomedizinischen Ablauf von Gehirnfunktionen, also ausschließlich körperlich erklären zu können.

Stellen wir uns nun vor, Krankheit sei etwas Sinnvolles, etwas von biologischem, geistigem und spirituellem Wert. Krankheit sei geeignet, uns dem Sinn des Daseins zu nähern, vielleicht sogar den Sinn des Daseins zu erfüllen. Krankheit werfe uns auf unsere Ursprünge und Wurzeln zurück und habe hohe spirituelle Bedeutung. Krankheit sei kein Defekt, sondern im Gegenteil: Krankheit sei geeignet, die Lücke fehlenden Sinns, fehlender Harmonie im Weltgefüge zu überbrücken.

Eine vermessene Vorstellung. Denn hier wäre Krankheit das Gegenteil von dem, als das sie heute gilt. Auch nicht identisch mit dem, als was sie früher gegolten hat.

Sind wir nach diesem Verständnis verpflichtet, Krankheit ohne Wenn und Aber zu ertragen? Schmerzen und Leid als gut und richtig aufzufassen?

Nein! Es wird immer Bemühungen geben, Krankheiten zu heilen oder zu mildern. Dies ist ein elementares menschliches Bedürfnis und gehört zum Dasein, ebenso wie die Krankheit selbst. Auch die aktuelle Krankheitssicht und die gängigen Behandlungsmethoden haben ihre Bedeutung und Berechtigung, wurden mit viel Aufwand und Mühe entwickelt, bis sie sich in der heute gültigen Form durchsetzten. In Teilbereichen sind sie ja auch unbestritten erfolgreich. Aber bei kritischer Betrachtung sind sie in wesentlichen Bereichen, trotz des immensen Aufwandes, eben nicht erfolgreich. Hier sind vor allem die chronischen Krankheiten zu nennen. Deren Heilung gilt in der Biomedizin als Ausnahme und zudem als meist nicht einmal erklärbar.

Es kommt aber auch auf die Einstellung der Krankheit gegenüber an. Eine Krankheit, in der ich einen Sinn erkennen kann, ist für mich als Betroffenen oder als Angehörigen besser zu ertragen. Sie kann dann sogar auch einmal die Bedeutung als Krankheit, als Leiden verlieren. Das Krankheitsverständnis prägt ganz entscheidend den Verlauf und die Bedeutung der Krankheit selbst.

Man könnte entgegnen: Zahnschmerzen tun weh, egal ob man einen Sinn darin sieht oder nicht. Ja – aber gerade auch Schmerz hat eine hohe subjektive Bedeutung. Den Schmerz, den ich kaum aushalte, kann ein anderer als gut erträglich empfinden. Schmerzempfindung ist stark vom psychischen Zustand, von der Fähigkeit zu entspannen, sich abzulenken und von der Harmonie oder Disharmonie des Umfeldes abhängig. Bekannt ist auch, dass Schmerz, der akzeptiert, der angenommen wird, weit besser zu ertragen ist als solcher, der als nicht akzeptabel und unerträglich empfunden wird: Dieser wird das ganze Denken und Fühlen bestimmen. Dies gilt unabhängig von der Ursache und der Art des Schmerzes.

Wenn wir also dem Schmerz, der Krankheit einen Sinn, eine Bedeutung zumessen, beeinflusst dies die Art der Beschwerden und das Leiden selbst.

Bevor wir uns nun dem Sinn, der Bedeutung von Krankheit zuwenden, wollen wir uns kurz mit der Sinnfrage allgemein befassen.

Brauchen wir überhaupt einen Sinn im Leben? Welchen Sinn könnte unser Leben, unser Dasein denn haben? Was ist das Ziel unseres Lebens? Wo sollten wir hinstreben?

Das sind Fragen, über die in allen Kulturen zu allen Zeiten nachgedacht wurde. Die Antworten auf diese Fragen waren zu allen Zeiten erstaunlich ähnlich. Über den größten Teil der Menschheitsgeschichte wurden sie auch nur selten in Frage gestellt. Sie unterschieden sich jeweils inhaltlich, vom Gegenstand her, aber kaum in der Zielrichtung.

Erst heute, so hat man den Eindruck, leben wir in einer Gesellschaft, in einer Zeit, in der die Frage nach dem Sinn des Lebens nicht mehr Allgemeingut, nicht mehr unumstritten ist und recht oberflächlich beantwortet und gelebt wird. Der EKD-Ratspräsident Bischof Huber sagte vor kurzem: „Wo es früher noch um das Heil der Seele ging, geht es heute nur noch um den heilen Körper." Trotzdem herrscht auch, gerade unter Jugendlichen, eine große Sehnsucht nach verbindlichen Antworten auf diese Frage.

Im Leben geht es immer auch um Heil im umfassenden Sinne, also um Seelenheil. Ich kann gesund sein, leistungsfähig und erfolgreich, aber mich trotzdem zerrissen, unzufrieden, unglücklich fühlen. Ursache ist meist, dass der Sinn nicht gefunden wurde oder verloren gegangen ist. Ein Prinzip fehlt, das man uneingeschränkt als sinnvoll, als wertvoll im Leben akzeptieren und anstreben kann.

Was ist dieses Prinzip? Es ist die Liebe, für Andere da zu sein, gebraucht zu werden, geben zu können, in Harmonie mit sich und der Welt zu leben, keinem etwas anzutun, was man selbst nicht angetan haben möchte (die goldene Regel), den Gesetzen des Kosmos, den Gesetzen Gottes zu entsprechen.

Die Wege dahin sind vielfältig und seit Jahrtausenden bekannt und praktiziert, aber eben nicht von allen. Es sind Versenkung, Meditation, Gebet, Musik, Opfer, Geben, Demut, Naturverbundenheit, Bescheidenheit, Vertrauen in Gott und die Gesetze der Natur.

Wir wissen es, oder zumindest ahnen wir es, dass diese Lebensmaxime Grundlage für Glück, Zufriedenheit, Wohlbefinden und auch Gesundheit ist. Trotzdem herrschen zu allen Zeiten Disharmonie, Selbstsucht, Machtanspruch, Besitzstreben, Missgunst, Angst und Sorge in unserer Welt und in uns Menschen. All das ist häufig stärker als das Gute in uns und Grundlage von Leid, Unbehagen, Verzweiflung und Krankheit.

Bewusst und unbewusst werden wir aber doch manchmal im Laufe unseres Lebens mit der Fragwürdigkeit unserer selbstsüchtigen Ziele konfrontiert. Dies kann geschehen in der Begegnung mit besonderen Menschen, in der Liebe, aber auch im Alterungsprozess gegen Mitte oder Ende des Lebens, aber besonders auch bei Krankheit. Wir fühlen oder erkennen plötzlich, dass wir Sinnvolleres, Wertvolleres in unserem Leben bisher verpasst haben und dass es bald dafür zu spät sein kann. Gerade Krankheit kann hier eine läuternde, eine reinigende Funktion haben.

Krankheit kann aber auch selbst bereits der erste Schritt hin zu einem sinnvollen Leben sein. Die Krankheit selbst kann diesen Sinn verkörpern. Sie kann Ausdruck sinnhaften Strebens und Wollens sein.

Wenn dies der Fall ist, ist Krankheit keine Krankheit mehr, kein Leiden, kein Defekt. Es ist ein anderer, höherer Seinszustand, eine Krankheit, die aus sich heraus heilt, Heil bringt.

Es ist mir bewusst, dass es fast undenkbar erscheint, dies auch nur als Möglichkeit zu erwägen. Aber man möge sich doch mal deutlich machen, welche immense Erleichterung, welche Hilfe sich hieraus für den Umgang, das Ertragen, das Erdulden einer Krankheit ergeben kann, jeder Krankheit, aber vor allem der unheilbaren. In den medizinisch nicht heilbaren Krankheiten kann damit selbst das Heil verborgen sein.

Auch hier möchte ich keinen Zweifel aufkommen lassen. Krankheiten, dort wo sie heilbar oder deutlich zu lindern sind, egal ob mit biomedizinischen Therapiemaßnahmen oder anderweitig, sollten selbstverständlich behandelt werden. Aber sie können aus diesem neuen Blickwinkel besser zu ertragen sein, akzeptiert und angenommen werden. Und, dies kommt als wesentlicher Punkt hinzu, man unterliegt dabei nicht mehr so leicht dem Selbstbetrug oder der falschen Hoffnung auf Heilung, auf Hilfsmöglichkeiten, wo es bei kritischer Betrachtung keine gibt. Die Angst, der wichtigste Leidensfaktor bei Krankheit, ist besiegt, zumindest vermindert.

Zudem gibt es berechtigten Anlass anzunehmen, dass dieser veränderte Blick, dieser neue Umgang mit Krankheit nicht nur Last und Leid vermindert, sondern dass er Selbstheilungskräfte aktiviert, die vielleicht mehr als alle unsere modernen Behandlungsverfahren zur Besserung oder Genesung beitragen können. Ergebnisse bei der Untersuchung von sogenannten Spontanheilungen unheilbarer Krankheiten könnten darauf hindeuten.

# Der Unterschied zwischen heilbaren und unheilbaren Krankheiten und der Wert von Krankheit

Krankheiten werden heute nach sehr unterschiedlichen, sich aber teilweise auch überschneidenden Kriterien eingeteilt. So gibt es beispielsweise die Gruppe der Infektionskrankheiten oder der Herz-Kreislauf-Krankheiten. Es gibt die Unterscheidung der Krankheitsgruppen nach medizinischem Fachgebiet, zum Beispiel in psychiatrische, internistische, chirurgische, neurologische Krankheiten. Man kennt die Gruppe der Erbkrankheiten, der Stoffwechselkrankheiten und der Verletzungen. Man unterscheidet unter akuten Erkrankungen und chronischen Krankheiten.

Vermieden wird dagegen eine Unterscheidung in heilbare und nicht heilbare Krankheiten. Zwar weiß jeder Mediziner, welche Krankheit heilbar ist und welche nicht oder nur zu einem gewissen Prozentsatz. Aber der Begriff „unheilbar" wird vermieden. Die Mediziner umgehen ihn und die Tatsache der Unheilbarkeit, indem sie lieber von Behandelbarkeit sprechen. Dabei kann dies nur heißen, dass man entweder eine Behandlung durchführt, ohne wirklich zu erwarten, dass sie hilft, oder dass man lediglich das Ziel hat, Beschwerden und Folgen zu mildern. So wird in der heutigen Biomedizin ganz allgemein der Begriff des Heilens durch den des Behandelns ersetzt. Man unterscheidet nicht zwischen Heilen und Behandeln. Es wird stets und immer bei allen Krankheiten behandelt. Manche Krankheiten lassen sich gut behandeln, manche weniger gut. Bei manchen Behandlungen kommt es auch zur Heilung. Vielleicht war es aber dann Spontanheilung. Selbst Mediziner wissen das nicht so genau, schreiben den Erfolg aber im Zweifelsfall lieber der Behandlung als einer Spontanheilung zu. Dabei wissen wir, dass selbst als unheilbar geltende Krankheiten in seltenen Fällen spontan, also ohne Behandlung heilen.

Behandlungen haben auch nicht selten immense Risiken und Nebenwirkungen. Dies wird von Medizinern als notwendiges Übel in Kauf genommen. Hier gilt es als ethisch vertretbar, wenn die Gefahr für Risiken und Nebenwirkungen geringer ist als der zu erwartende Erfolg der Behandlung. Wer entscheidet dies? Entschieden wird dies von der Statistik – oder auch vom Gutdünken oder der Risikofreudigkeit des behandelnden Arztes. So gibt es durchaus Mediziner, die ihrem krebskranken Patienten eine nebenwirkungs- und risikoreiche Behandlung empfehlen, die nachweislich die Lebensqualität über Wochen oder Monate reduziert, um dann im statistischen Mittel eine Lebensverlängerung um wenige Wochen zu erreichen.

Der Unterschied zwischen den heilbaren und nicht heilbaren Krankheiten ist der, dass die einen nur vorübergehend auftreten und die anderen den Rest des Lebens bestehen bleiben. Letztere können das Leben abkürzen, sofort zum Tode führen, aber auch mehr oder weniger die persönliche Lebensqualität beeinträchtigen. Sie können aber auch nur als Beeinträchtigung gelten, ohne dass die Betroffenen sie als eine solche wahrnehmen. Dies ist offensichtlich und für jedermann erkennbar bei stark intelligenzgeminderten oder als von Geburt an behindert geltenden Menschen der Fall. Diese leiden normalerweise nicht an ihrer sogenannten Behinderung, sondern allenfalls an ihrer Diskriminierung und an der Ignoranz der Gesellschaft ihnen gegenüber.

Gibt es nun Unterschiede zwischen beiden Gruppen von Krankheiten im Sinne unseres hier erörterten Themas? Teilweise ja, teilweise nein.

Die einfachen heilbaren Krankheiten, wie zum Beispiel sogenannte Erkältungen, einfache Verletzungen, akute Rücken-, Kopf- oder Zahnschmerzen können meist rasch überwunden werden, ohne irgendeine Auswirkung auf die innere Einstellung und

Sichtweise. Dies kann auch für einfache chronische Krankheiten wie Migräne, Heuschnupfen, Fettsucht oder Haarausfall gelten.

Andererseits kann auch eine akute und heilbare Krankheit das bisherige Weltbild und Selbstbild aus den Fugen heben und trotz rascher körperlicher Ausheilung Auswirkungen auf die Seele für den Rest des Lebens haben. Hier seien Krankheiten genannt, die mit erheblicher Angst einhergehen, wie zum Beispiel Verletzungen bei Verkehrsunfällen oder Katastrophen und andere akut lebensbedrohliche Erkrankungen oder Zustände.

Andere, besonders die nicht heilbaren, chronisch schweren Krankheiten, die im Laufe des Lebens ausbrechen, haben meist schwerwiegende Auswirkungen auf die Seele und das Selbstbild, aber auch auf das eigene Weltbild. Fast immer führen diese Krankheiten an spirituelle Fragen heran. Wie zum Beispiel: Kann es wirklich der Sinn des Lebens sein, gesund, leistungsfähig und erfolgreich in der Gesellschaft zu sein? Was ist der Tod, was kommt danach? Nach welchen Maßstäben wird ein Leben als gut und als wertvoll bemessen? Wie kann ich mein zukünftiges und noch verbleibendes Leben sinnvoll gestalten? Kann diese Krankheit ein Zeichen sein, eine Aufforderung zur Änderung meines Lebens? Ist diese Krankheit nicht vielleicht auch eine Chance?

Derartige Fragen und Einsichten gibt es möglicherweise auch bei schwersten akuten Krankheiten, die innerhalb von Minuten, Stunden oder Tagen zum Tode führen. Hier geschieht dies oft eher unbewusst oder in einem sogenannten bewusstlosen Zustand, der in Wirklichkeit auf einer anderen Bewusstseinsebene angesiedelt ist.

Aber was spricht dagegen, dass Krankheit selbst, und zwar von der Bagatellerkrankung bis zur schwersten, zum Tode führenden Krankheit, möglicherweise bereits in ihrem Vorlauf, aber zumindest von ihrem Ausbruch an spirituelle Einsicht und Reaktion hin zu Sinn und Wert des Lebens, Einheit der Welt, hin zu Gott ist? Allerdings vollzieht sich dies heute fast immer unbewusst, wird weder von Betroffenen noch von der Umgebung als eine solche Einsicht und Reaktion erkannt und schon gar nicht als solche benannt.

Gemeint ist hier nicht die mögliche und vielleicht von außen betrachtet nahe liegende Reaktion: Weil ich krank bin und nun Einschränkungen spüre, die es mir nicht mehr erlauben, mein altes und vielleicht gedankenloses, selbstsüchtiges Leben weiterzuführen, befasse ich mich fast gezwungenermaßen mit dem Sinn, mit dem Ziel des Lebens. Es ist genau andersherum gemeint: Die Krankheit als solche ist nichts anderes als eine Äußerungsform, ein sichtbarer Ausdruck dieses spirituellen Prozesses. Krankheit ist eine Art Werkzeug zur Sinnfindung, zum Eingehen in die Einheit der Welt, zum Eingehen in Gott, so wie Gebet oder Meditation hierfür als Werkzeug dienen können.

Zugespitzt wären in diesem Sinne die Kranken die spirituell und geistig Gesunden und die Gesunden, von Ausnahmen abgesehen, die mit einem spirituellen oder Sinndefizit.

Diese Denkweise mag für heutige wissenschafts- und fortschrittsgläubige Menschen absurd klingen, wie ein Versuch, die Tatsachen auf den Kopf zu stellen, ohne Beweis und wissenschaftliche Grundlage. Es fällt dann leicht, das Ganze als Esoterik beiseitezuschieben und rasch zur Tagesordnung überzugehen.

Aber ich erinnere daran, dass unsere Weltsicht und die damit einhergehende Sicht auf Krankheit erst seit kurzem bestehen. Sie haben sich erst seit höchstens 200 Jahren entwickelt und erst in den letzten 20 bis 30 Jahren manifestiert.

Große Schriftsteller und Denker wie beispielsweise Hermann Hesse legten bis noch ins letzte Jahrhundert dar, warum sie nicht an die Kraft und den Wert der Wissenschaft glaubten, und wurden dabei ernst genommen. Die Wissenschaftsgläubigkeit hat erst seit kurzem die Gottesgläubigkeit abgelöst, aber inzwischen eine ebenso tief verwurzelte, unser gesamtes Denken und Leben bestimmende, inzwischen fast weltumspannende religiöse Dimension.

Komplizierte Experimente und statistische Erhebungen „beweisen" uns heute die Existenz von physikalischen, chemischen, biologischen „Tatsachen". So wie eine Gottes-, Marien- oder Engelserscheinung früher als sicherer Beweis für die Existenz Gottes galt.

Wenn wir zurückschauen, zum Beispiel auf das Mittelalter, so gab es damals den heutigen wissenschaftlichen Autoritäten vergleichbare Mystiker, die im tiefen Glauben an die Existenz und Allmacht Gottes Gott allen Ernstes gebeten haben, sie mit Krankheit und Leid zu konfrontieren, da nur die Leidenserfahrung zu einem gottgefälligen Leben befähige. Die Selbstkasteiung, wie das eigene Zufügen von Schmerz, Entbehrung, Leid, war bei vielen Mystikern tägliche Praxis. Nicht aus Lust am Schmerz, aus masochistischem Bedürfnis, sondern mit dem Ziel, Gott näher zu kommen. Geistige und materielle Armut, Demut, Bescheidenheit galten als Tugenden, die zurückreichen bis Jesus Christus und darüber hinaus, die aber auch von Buddha und Konfuzius propagiert wurden. Leid hatte einen spirituellen Wert. Man war davon überzeugt, dass man damit Gottes Nähe erreichen und sehr viel besser ein gottgefälliges Leben führen könne.

Das Kreuz Christi, also die Tatsache, dass Jesus Christus willentlich und bewusst den Tod am Kreuz auf sich genommen hat, gilt bis heute in der christlichen Religion als die entscheidende Voraussetzung zur Erlösung der Menschheit, zur Wiedergutmachung von Verfehlung und Sünde. Dies bedeutet doch nichts anderes, als dass Leid und Schmerz und körperliche Versehrtheit bis hin zum Tode Voraussetzung, Bedingung, notwendiger Bestandteil von Erfüllung, Sinn und Ziel des Lebens sind.

Hier stehen die 2.000-jährige Geschichte der Christenheit, aber auch andere, in ihren Einsichten und Praktiken verwandte Religionen einer Wissenschaftsepoche von maximal 200 Jahren gegenüber. Unter diesem Blickwinkel erscheint das bisher Gesagte möglicherweise nicht mehr so absurd.

# Einzelne Krankheiten im Beispiel

Im Folgenden wollen wir einzelne Krankheiten näher betrachten. Die hier getroffene Auswahl mag auf den ersten Blick willkürlich erscheinen. Es handelt sich aber um häufige Krankheiten, mit denen jeder schon einmal im Bekannten- oder Verwandtenkreis oder persönlich konfrontiert wurde und von denen teilweise erwartet wird, dass sie in den nächsten Jahren und Jahrzehnten in den Industrieländern deutlich zunehmen werden. Bereits heute haben sie einen wichtigen Stellenwert in Medizin und Gesundheitspolitik.

## Unfallverletzungen

Auf den ersten Blick kann man annehmen, dass ein Unfall ein nicht gewolltes Ereignis ist. Er kommt schicksalhaft über uns, meist ohne jeglichen persönlichen Anteil, zum Beispiel durch andere Personen oder versagende Technik oder Katastrophen. Wir können ihn aber auch selbst provozieren, zum Beispiel durch zu schnelles Fahren, durch Unachtsamkeit oder unter Alkoholeinfluss.

In jedem Fall ist ein Unfall vom Betroffenen nicht beabsichtigt und wird auch von den Angehörigen als Schicksalsschlag verstanden.

Nun können bei einem Unfall leichte Verletzungen wie Prellungen oder einfache Knochenbrüche auftreten. Es können aber auch schwere bis schwerste Verletzungen bis hin zum sofortigen Tod auftreten.

Immer gilt eine Unfallverletzung als ein körperlicher Schaden. Denn es ist ja offensichtlich, dass von außen ein Gegenstand oder eine Kraft auf den Körper einwirkt und diesen äußerlich und/oder innerlich schädigt.

Auf die Idee, dass ein Unfall Folge eines vorausgehenden Sinn- oder Wertewandels des Betroffenen ist, käme man nur dort, wo ein Selbsttötungsversuch oder grobe Fahrlässigkeit im Spiel sind, aber niemals bei Flugzeug- oder Zugunglücken oder bei von anderen verursachten Unfällen.

Nehmen wir aber nicht tagtäglich mit unseren Zielen, mit unseren Taten oder in Erfüllung vermeintlicher Aufgaben die Gefahr von Unfall und Verletzung hin? Auch die Jäger und Sammler der Urzeit nahmen tagtäglich die Gefahr auf sich, von wilden Tieren angefallen zu werden oder von einer Giftschlange gebissen zu werden. Im Grunde ist man ständiger Verletzungsgefahr ausgesetzt, solange man lebt, vom Säugling bis zum Greis. Sie ist ebenso wie Essen und Trinken, wie Altern, wie Krankheit und Tod ein Teil des Lebens. Auch wenn ungewollt, ist die Unfallgefahr allgegenwärtig und damit ein zwar verdrängtes, aber kalkuliertes und akzeptiertes Risiko des Lebens. Das Ereignis selbst, dessen Zeitpunkt, Art und Schwere ist zumeist unerwartet, nicht gewollt. Aber die allgemeine Gefahr muss zwangsläufig akzeptiert werden.

Nun gibt es Menschen, die ohne schwere Verletzungen durchs Leben gehen, und solche, die eine schwere Verletzung und in deren Folge sogar eine dauernde Behinderung oder den Tod erleiden. Sind die einen nun die Glücklichen, Privilegierten und die anderen die Unglücksraben? Nach dem bereits Gesagten wohl eher nicht. Die Verletzungsgefahr ist Teil menschlicher Existenz, ebenso wie die Verletzung selbst. Sie ist nicht nur notwendiges Übel, der Preis der Existenz, der Preis dafür, sich in der Welt zu bewegen und zu agieren. Nein, sie ist Teil der Einheit, Teil der Harmonie und des Sinnes in der Welt. Wenn ich bereit bin, eine Verletzung hinzunehmen, zu ertragen, nicht mit meinem Schicksal zu hadern, leiste ich ein Opfer, einen Beitrag zur Einheit der

Welt, zur Existenz der Menschheit. Denn Leben ist ohne Verletzungsgefahr nicht möglich. Ich habe als Verletzter sozusagen einen Teil des Sinns des Lebens, der Existenz erfüllt, so wie ein anderer Mensch beispielsweise selbstlose Hilfe für Verletzte leistet oder anderweitig für Menschen da ist, ihnen dient. Auch dies kann unter schwersten Bedingungen echte Hingabe und Aufopferung bedeuten.

Wenn ich Verletzungen riskiere, beispielsweise viel Auto fahre oder gefährliche Sportarten betreibe, dann bin ich vielleicht mehr als andere ein Suchender, nicht nur nach dem persönlichen Kick oder dem kommerziellen Erfolg, sondern ein Suchender nach dem Leben, nach dem, was Wert, was Sinn hat. Verletzungen riskiere ich dabei mehr als andere, sogar teilweise bewusst.

Eine Verletzung, die ich dann erleide, kann als Produkt dieser Suche aufgefasst werden. Sie ist vielleicht sogar das, was ich gesucht habe. Ich werde plötzlich durch die Verletzung auf die elementaren Fragen des Lebens zurückgeworfen. Die Verletzung behindert mich vielleicht körperlich oder geistig, vorübergehend oder dauerhaft. Ich kann mein Leben nicht mehr so weiterführen wie bisher und habe die Chance, mich auf die wichtigen, auf die sinnvollen Dinge des Lebens zu konzentrieren. Dies kann sogar gelten, wenn die Verletzung zu einer sogenannten geistigen Behinderung geführt hat – dann bin ich befreit von intellektuellem Abwägen, Selbstbezogenheit und Egoismus, möglicherweise in einer kindlichen einfachen Art den wertvollen Dingen zugewandt, wie Liebe, Vertrauen, Dankbarkeit, Bescheidenheit.

Auch wenn ich jetzt auf Hilfe durch andere Menschen angewiesen bin, so gebe ich diesen gerade dadurch die Möglichkeit, zu reifen, zu lieben, zu opfern und andere positive Tugenden zu erlernen und zu praktizieren.

Unter diesem Blickwinkel betrachtet, bietet Verletzung die Chance, sich dem Sinn, dem Wert des Lebens zu nähern, sowohl als Betroffener als auch als Betreuender oder Angehöriger. Eine Chance, die wahrscheinlich nie bestanden hätte als Gesunder unter Gesunden.

## Infektionskrankheiten

Eine durch Viren hervorgerufene Entzündung des Nasen-Rachen-Raumes zählt sicher zu den harmlosen, als Erkältungskrankheit bekannten Infektionen. Ernster und schwerwiegender verlaufen dann schon eine Grippe oder eine Lungenentzündung. Sie können bei abwehrgeschwächten Personen durchaus zum Tode führen, was sehr viel häufiger geschieht als zum Beispiel durch Aids. Eine schwere, durch Bakterien verursachte Hirnhaut- oder Gehirnentzündung ist ebenfalls eine sehr ernste Erkrankung und führt nicht selten zu bleibenden Schäden.

Einer Infektionskrankheit geht in der Regel eine mehr oder weniger ausgeprägte Schwäche der körperlichen Immunabwehr voraus. Zellen und Eiweißstoffe des Körpers, die auf die Abwehr oder Vernichtung von eindringenden Krankheitskeimen spezialisiert sind, reagieren zu schwach, verzögert oder unvollständig. Was verursacht nun die Schwäche dieser Immunabwehr? Man weiß, dass sie von anderen Erkrankungen herrühren kann, von Unterernährung, schlechter Hygiene. Man weiß aber auch, dass zu viel Hygiene die Immunabwehr ebenfalls schwächen kann. In den meisten Fällen gibt es aber keine schlüssige Erklärung dafür, warum nun der eine einen Schnupfen, eine Grippe oder Lungenentzündung bekommt und der andere nicht.

Man weiß, dass das Immunsystem auch sehr von psychischen Faktoren beeinflusst werden kann. Depressionen und Angst führen häufig zu einer gewissen Immunschwäche und Anfälligkeit für Infektionen.

Ein spiritueller Ansatz der Erklärung von Infektionskrankheiten kann sein, dass zur Vielfalt und Ausdrucksform der Natur nun einmal auch aggressive Bakterien und Krankheitserreger gehören, die ihre Daseinsberechtigung haben. Sie können nur existieren, indem sie sich auch in menschlichen Wirten behaupten und vermehren.

Was passiert, wenn man versucht, Bakterien oder Viren radikal zu bekämpfen, z. B. mit immer neuen und aggressiveren Antibiotika oder mit Impfkampagnen gegen auch harmlose Erreger? Die Abwehrkraft des Organismus sinkt, und die Erreger bilden neue, gegen die neuen Antibiotika resistente Kolonien. Da sowohl mangelhafte wie auch übertriebene Hygiene infektionsfördernd sind, wäre hier eine gesunde Balance sinnvoll, ebenso wären eine Durchseuchung mit harmloseren Erregern und auch eine gesunde Lebensführung der beste Schutz vor häufigen und schweren Infektionskrankheiten. Denn wahrscheinlich bilden sich hierdurch Abwehrkräfte, die gerade auch den schweren Infektionskrankheiten trotzen. Andererseits wäre ein kritischer und zurückhaltender Einsatz von Antibiotika bei Infektionskrankheiten mit der Zuversicht, dass die eigene Immunabwehr eine Infektionskrankheit selbst beherrschen kann, geeignet, die Bildung immer aggressiverer und gegen Antibiotika resistenter Keime zu verhindern.

Nicht ernsthaft kann kritisiert werden, wenn Erreger wie der Pockenvirus oder der der Kinderlähmung ausgerottet werden. Was wäre aber, wenn es die Erreger, die auch einfache Infektionskrankheiten auslösen, nicht gäbe? Oder wenn auch sie ausgerottet würden? Wir wissen es nicht. Aber das Gleichgewicht, die Balance in der Natur wäre verändert, wahrscheinlich gestört. Es wäre nicht unwahrscheinlich, dass letztlich viel größere Probleme als die bisherigen Infektionskrankheiten die Folge wären. Das ungewollte Heranzüchten von weitaus aggressiveren Keimen wäre denkbar. Ebenso kann das menschliche Immunsystem im Ganzen aus der

Balance geraten, das dann weniger gebraucht wird und mit Reaktionen nicht nur gegen Krankheitserreger, sondern gegen bereits alltägliche Naturstoffe wie Pollen, Tierhaare oder Ähnliches reagiert. Auch eine Zunahme von Immunreaktionen, die sich gegen den eigenen Körper richten, wäre denkbar. Es gibt Hinweise darauf, dass gerade aufgrund der übertriebenen Erregerbekämpfung in den letzten Jahren Allergien und Autoimmunerkrankungen wie Rheuma zunehmen.

Sogar in der biomedizinischen Wissenschaft selbst setzt sich zum Teil schon die Erkenntnis durch, dass eine radikale Bekämpfung von Krankheitserregern und von ihnen verursachten Krankheiten neue und vielleicht schwerwiegende Gesundheitsprobleme provozieren kann. Auch hier scheint ein sensibler, vom Bewusstsein der Einheit der Welt geprägter Umgang mit den in der Natur gegebenen Bedingungen hilfreicher und sinnvoller.


## Demenz

Die Demenz ist eine Krankheit, die erhebliche gesundheitspolitische Fragen und Probleme aufwirft. Mit dem zunehmenden Älterwerden der Menschen in Industrienationen und der Abnahme des Anteils jüngerer Menschen in Deutschland ist zu erwarten, dass der Anteil von Demenzkranken in den nächsten Jahrzehnten drastisch steigen wird.

Es sind verschiedene Formen von Demenz bekannt. Darunter gibt es auch einige wenige, sehr seltene, die, wenn auch meist nicht geheilt, dann doch mit Behandlungsmaßnahmen deutlich gebessert werden können. In den allermeisten Fällen verläuft aber eine Demenz über Jahre fortschreitend bis zum Tod. Der Demenzkranke spürt zu Beginn seiner Erkrankung selbst meist nur unspezifische Beschwerden oder Vergesslichkeit. Die Krankheit fällt vielmehr eher Außenstehenden auf, anfangs diskret, dann allmählich zunehmend, als geistiger Verfall, also als Abbau der intellektuellen Leistungsfähigkeit. Orientierung, Merkfähigkeit, Erinnerung, Kommunikationsfähigkeit, Emotionen und schließlich Beherrschung der Körperfunktionen wie Nahrungsaufnahme, Ausscheidung und Beweglichkeit werden zunehmend beeinträchtigt.

Die häufigste Form ist die Alzheimer-Demenz. Es wird seit Jahren ein immenser biomedizinischer Forschungsaufwand betrieben, um diese und andere Demenzformen besser verstehen zu können und Behandlungsmöglichkeiten zu entwickeln.

Den Demenzformen gemeinsam ist ein Untergang von Hirnzellen und Hirnsubstanz. Das Gehirn schrumpft. Außerdem gibt es bei Alzheimer-Demenz Ablagerungen im Gehirn, deren Bedeutung noch nicht sicher geklärt ist. Medikamente, die in den Stoffwechsel des Gehirns eingreifen, können bei einem kleinen Teil der Alzheimerkranken in bescheidenem Umfang die Krankheitssymptome vorübergehend mildern. Trainingsprogramme für Gedächtnisleistungen wirken ähnlich.

Nach biomedizinischer Sichtweise gilt die Demenz als geistiger Defektzustand, als zunehmender Verfall, als katastrophale Entwicklung für den Betroffenen. Vergleichbar wird dies auch von den Angehörigen wahrgenommen. Meist wird dieser geistige Verfall von den Betroffenen selbst aber nicht oder nur angedeutet empfunden. Die Betroffenen wirken für Außenstehende, vor allem für Angehörige, wie Menschen, die sich in eine andere Welt begeben und dann dort leben. An einen Ort, von dem aus sie anfangs noch eingeschränkt, dann immer weniger und schließlich gar nicht mehr mit ihrer Umgebung verbunden sind, mit ihr kommunizieren können. Sie sind zuletzt nur noch physisch anwesend. Sie wirken zurückgezogen, in sich gekehrt, teilweise kindlich in ihren Verhaltensweisen, primitiv in ihren Bedürfnissen, anhänglich, oft auch ängstlich und eigensinnig.

Immer aber sind sie dabei abhängig von der Fürsorge und Pflege anderer.

Die Angehörigen leiden hierunter am stärksten. Sie haben das Gefühl, einen nahen Angehörigen verloren zu haben, der zwar nicht gestorben ist, aber auch nicht mehr als Persönlichkeit existent, nur noch ein Schatten seiner selbst, wie ein Kleinkind versorgungsbedürftig, ohne Zukunft, ohne Aussicht auf Besserung, der Erlösung nur noch durch den Tod finden kann.

Die biomedizinischen Untersuchungs- und Forschungsergebnisse zur Demenz sind fast ausschließlich auf hirnorganische, also körperliche Auswirkungen der Demenz gerichtet. Hier interessiert die Frage: Welche Veränderungen finden sich in den verschiedenen Stadien der Demenz im Gehirn? Es handelt sich hierbei aber um Sekundärphänomene. Hier wird leider, wie fast generell im Krankheitsverständnis der Biomedizin, die Wirkung mit der Ursache verwechselt. Was da an Veränderungen im Gehirn und im Gehirnstoffwechsel gemessen und abgebildet wird, was da mit psychologischen Testuntersuchungen an geistigen Einschränkungen festgestellt wird, ist nicht die Ursache der Krankheit, sondern deren Folge. Die am Gehirn sicht- und messbare Auswirkung.

Über die Ursache, die Ausgangsbedingungen für die Entwicklung einer Alzheimer-Demenz ist biomedizinisch nichts bekannt. Hierzu gibt es weder Ergebnisse noch Vermutungen.

Wie immer in solchen Fällen muss dann die Genetik zur Erklärung herhalten. Eine oder mehrere bestimmte Genkonstellationen mit bestimmten Auffälligkeiten an verschiedenen Genlokalisationen unseres Erbgutes begünstigen demnach die spätere Entwicklung von Demenz. Auch der Demenz vorausgehende andere Erkrankungen, wie Bluthochdruck, Herzerkrankungen, Stoffwechselerkrankungen, sollen die spätere Entwicklung einer Demenz begünstigen. Es sollen sogar Hinweise gefunden worden sein, wonach eine Lebenspartnerschaft, in der ein Partner eine besonders dominierende Rolle hat, die Entwicklung einer Demenz des anderen Partners begünstigt.

Die Wissenschaft konzentriert sich seit Jahren zunehmend auf die Erforschung von bestimmten Genkonstellationen als begünstigendem Faktor für bestimmte Erkrankungen. Hier werden im zunehmenden Maße Erkenntnisse gewonnen. Die Wissenschaft befasst sich außerdem seit Längerem mit der Frage, welche Umweltfaktoren die Entwicklung einer Krankheit begünstigen können. Hier ist man mit statistischen Mitteln, außer bei bestimmten psychischen Erkrankungen, bisher nicht sehr erfolgreich gewesen. Meist gibt es nur vage und häufig widersprüchliche Untersuchungsergebnisse. Dies liegt an der Individualität des Menschen. Kein Mensch ist in seiner persönlichen psychischen Konstellation und dann noch in Bezug auf seine Umweltbedingungen identisch mit anderen oder gar einer ganzen Gruppe. Die Statistik kann nur einheitliche Gruppen von Menschen untersuchen, um Aussagen über diese machen zu können. Derart einheitliche Gruppen gibt es aber in der Realität nicht, sodass für solche Untersuchungen grobe Raster angelegt werden, die eine Einheitlichkeit und Vergleichbarkeit vortäuschen. Hier stößt die wissenschaftliche Biomedizin an ihre Grenzen. Denn die Individualität, der einzelne Mensch in seiner ganz eigenen Bedingtheit, ist nicht und kann nicht Gegenstand wissenschaftlicher Untersuchungen sein. Denn diese Individualität steht statistischen Methoden grundsätzlich entgegen.

Nehmen wir nun an, dass der Untergang von Hirngewebe bei der Demenz, die hierbei auftretende Verarmung von Sprache, Kommunikation und Orientierung, also alles das, was man bei dieser Krankheit messen und untersuchen kann, darauf zurückzuführen ist, dass diese Gehirnfunktionen nicht mehr genutzt werden. Sie werden vom Betroffenen unbewusst nicht mehr benötigt. Die Gehirnzellen und Verknüpfungen stellen ihre Funktion ein und gehen unter.

Vergleichbar ist dies mit einem Muskelschwund, der bereits innerhalb von Tagen und Wochen eintritt, wenn ein Muskel nicht mehr benutzt wird. Das kann der Fall sein, weil ein Arm oder Bein eingegipst ist oder wenn aus bestimmten Gründen Bettlägerigkeit besteht. Der Muskel selbst muss nicht erkrankt sein. Ebenso kann es doch sein, dass Gehirnfunktionen ihren Dienst einstellen, Hirnsubstanz schrumpft und schließlich untergeht, wenn diese Funktionen nicht mehr genutzt werden. Auch hier muss das Gehirn anfangs nicht grundsätzlich krank sein, sondern die Schädigung und der Untergang von Hirngewebe können sich erst als Reaktion in der Folge entwickeln. Der Schrumpfungsprozess ist Folge des verminderten Gebrauchs.

Umgekehrt weiß man, dass bestimmte Hirnareale sich in kurzer Zeit vergrößern, ihre Verknüpfungen vervielfältigen, wenn sie ständig in Aktion gehalten werden. Hier gibt es aufschlussreiche Messungen bei Erlernen eines Musikinstruments. Dies wiederum ist vergleichbar mit dem Muskelzuwachs bei Bodybuildern.

Was könnte einen Menschen denn dazu führen, das Gehirn oder bestimmte Hirnfunktionen nicht mehr zu nutzen, deren Aktivität einzustellen?

Es gibt auffällige Parallelen zwischen dementen Menschen und meditierenden oder betenden Menschen, also Menschen, die in sich gekehrt sind, die Ereignisse der Welt und des Alltags zumindest vorübergehend nicht mehr so an sich heranlassen. Die religiöse Literatur und Kunst in Europa, aber auch in Fern- und Nahost, betont bis in unsere Zeit hinein den Wert dieser Übungen nicht nur für Entspannung, sondern vor allem für die Selbstfindung und Sinnfindung. Hier werden Menschen dargestellt, die für sich erkannt haben, dass Gott, dem Sinn, der Einheit der Welt mit Meditation, Beten oder konsequentem geistigem Rückzug aus der Welt näher zu kommen ist.

Hermann Hesse sagt in seinem Gedicht „Glück": „Erst wenn

du jedem Wunsch entsagst / nicht Ziel mehr noch Begehren kennst / das Glück nicht mehr mit Namen nennst / dann reicht dir des Geschehens Flut / nicht mehr ans Herz und deine Seele ruht."

Der Rückzug aus dem Leben, das Ablegen von Wünschen, Zielen, von Begehren, selbst das Vermeiden von Sprechen, weil Worte und Sprache nicht das wahre Wesen der Welt und Gott erfassen, an der Oberfläche bleiben, Schein sind, dies gilt seit Jahrhunderten bei Mönchen, Mystikern, religiösen Lehrern und Einsiedlern als Weg zu Gott, als Weg zum inneren Frieden und Sinn.

Warum kann nicht ein Demenzkranker diesen Weg unbewusst für sich gewählt haben, unbewusst beschreiten? Kein Demenzkranker kündigt an, sich nun von der Welt zurückziehen zu wollen, den Weg der inneren Einkehr, des Verzichts zu wählen. Dieser Weg wird gegangen ohne Worte, ohne Diskussion und Ankündigung. Dieser Weg wird offenbar auch nicht bevorzugt von Menschen gegangen, die besonders religiös oder speziell an Mystik oder am Sinn des Lebens interessiert wären. Aber wissen wir das genau? Die Frage nach dem Sinn des Lebens, nach Gott, berührt doch jeden Menschen und setzt auch keine besondere Begabung, Intelligenz oder religiöse Ausrichtung voraus. Ist denn wirklich eine bewusste intellektuelle Entscheidung notwendig, um einen solchen Weg zu gehen, oder kann ein solcher Wandel nicht auch plötzlich wie eine Art höhere Einsicht, wie Erleuchtung, ohne oder durch einen unscheinbaren Anlass über einen Menschen kommen? Warum ist die Demenz, von Ausnahmen abgesehen, eine Erscheinung des höheren Lebensalters? Doch nicht nur, weil da sowieso schon altersbedingt Hirnabbauprozesse zu verzeichnen sind. Das Alter ist nun mal ein Lebensabschnitt, in dem man mehr mit Sinnfragen, Fragen nach dem Tod und dem, was danach kommt, konfrontiert ist. Da dies einer besonderen Betrachtung wert ist, gehe ich in einem der nächsten Kapitel genauer auf die Fragen des Alters ein.

Da nun aber eine bewusste Entscheidung zum Rückzug bei Demenzkranken auszuschließen ist, da diese einen solchen Rückzug so gut wie nie ankündigen, kann es sich nur um eine unbewusste Entscheidung handeln. Dies erscheint schon deshalb durchaus denkbar, da Demenz ebenso wie ein bewusster Rückzug aus dem Alltag der Welt immer eine Abwendung, eine Abkopplung von Bewusstheit, vom Prüfen, Planen, Abwägen der eigenen Taten und Gedanken, ein Rückzug aus dem bewussten Handeln ist. Das bewusste Handeln und Entscheiden steht geradezu konträr zur Demenz sowie zu jedem Rückzug aus der Welt.

Aber nicht nur die Frage, ob wir uns zu diesem Weg bewusst oder unbewusst entscheiden, ist maßgebend. Wir unterliegen in unserem Leben, so auch bei Krankheiten, viel stärker, als wir heute glauben, allgemeinen Bedingungen, Zusammenhängen, Zwängen und Reaktionsweisen, auch im Hinblick auf die speziellen und allgemeinen Prinzipien dieser Welt und des Kosmos. Wir umschreiben das heute mit dem Wort Schicksal. Man könnte auch Gottes Wille sagen oder Sinn. In diesem Sinne sind schicksalhafte Erkrankungen möglicherweise viel mehr schicksalhaft sinnvolle Zuweisungen auf diesen oder jenen Weg.

So gesehen wäre die Demenz eine Art zugewiesener und empfangener oder auch sinnvoller Krankheit, kein Defekt, keine Katastrophe. Ein Demenzkranker wäre uns Gesunden ein Stück Weges voraus. Er wäre in einer Welt, die uns noch fremd ist, aber eben nicht völlig fremd. Ein Weg, den wir alle noch gehen müssen und gehen werden – wenn auch in sehr unterschiedlicher Form und Dauer, und vielleicht nur in den letzten Stunden und Minuten unseres Lebens. Als Angehörigen bleiben uns zwar die Trauer um den Rückzug und den Fortgang des Sterbenden ebenso wie des Dementen nicht erspart. Aber wir müssten ihn nicht mehr als geistiges und körperliches Wrack, als Häuflein Elend sehen, sondern könnten versuchen, den höheren Wert, die höhere Bedeutung seines Zustandes zu erkennen und zu würdigen.

Wie viel leichter wäre dies zu ertragen?

# Krebs

Entartete, auf Vermehrung und Verdrängung sowie Zerstörung programmierte Krebszellen, die aus eigenen Körperzellen hervorgehen, sich zudem noch im Körper verteilen können und Geschwulste bilden, die das gesunde Gewebe des Körpers schädigen, das ist das Bild der Biomedizin vom Krebs. Es ist längst auch das Bild der meisten Menschen, wenn sie von Krebserkrankungen hören oder gar mit einer solchen Diagnose konfrontiert werden.

Bei dieser Vorstellung ist der nächstliegende Wunsch, die nächstliegende Behandlungsmethode, die Krebsgeschwulst mit allen verfügbaren Mitteln zu zerstören. So kommen in der Regel Chirurgie, Bestrahlung und Zellgift (Zytostatika) zum Einsatz.

Je nach Krebsart und Ausbreitung bestehen zwar Heilungsaussichten. Aber insgesamt müssen die Erfolge mit diesen Behandlungsmethoden immer noch als bescheiden bezeichnet werden. In der Mehrzahl der Fälle ist noch immer langsames Siechtum und schließlich der Tod die Folge einer Krebserkrankung.

Sehr selten jedoch kommt es, mit oder ohne Behandlung, entgegen biomedizinischer Erwartung und ohne dass es wissenschaftlich erklärbar wäre, bei als unheilbar geltenden Krebserkrankungen zu einer Heilung, die dann Spontanheilung genannt wird.

Dieses Phänomen wurde von der Biomedizin lange ignoriert. Als Erklärung musste die Unterstellung von Fehldiagnosen herhalten; dann heißt es, es kann kein Krebs gewesen sein, sonst wäre Heilung nicht eingetreten. Weil nicht sein kann, was nicht sein darf.

Erst in den letzten Jahren beginnt man sich für diese Spontanheilungen zu interessieren. Bei den Wissenschaftlern, die sich damit befassen, wächst die Erkenntnis, dass man offen und ohne die starre Brille der Biomedizin an dieses Thema herangehen muss, um hilfreiche Erfahrungen zu sammeln.

Ist Krebs denn tatsächlich eine Erkrankung, die mit biomedizinischen Methoden zu fassen, zu verstehen ist?

Unternehmen wir nochmals folgendes Gedankenexperiment: Es gäbe keinerlei biomedizinische Erkenntnisse und Erfahrungen über eine Krebserkrankung. Den Begriff Krebserkrankung gäbe es nicht; was dabei im Körper vor sich geht, sei völlig unbekannt. Es gäbe keine biomedizinischen Untersuchungs- und Behandlungsmethoden. Wir hätten beispielsweise einen medizinischen Erkenntnisstand wie vor 200 Jahren.

Nun käme ein Patient zum Arzt und klagte über Symptome und Beschwerden, die uns mit den heutigen Untersuchungsmethoden rasch zur Diagnose Krebs hinführen würden.

Was machte der Arzt, der das heutige Wissen und die heutigen Untersuchungsmethoden nicht zur Hand hätte?

Er ließe sich sehr aufmerksam und ausführlich die bestehenden Beschwerden schildern. Hier würde er, abhängig von der Lokalisation der Krebsgeschwulst im Körper, etwas hören über Schmerzen, Müdigkeit, Appetitstörungen, Auswurf mit Husten oder Blut im Stuhl oder Urin. Er würde nach Häufigkeit und Dauer, nach Beginn und Verlauf der Beschwerden fragen. Der Arzt würde vielleicht auch ein kleines Arsenal an Untersuchungsmethoden nutzen, die ihn aber nicht zur Diagnose Krebs führten. Da er aber nicht mit Röntgen, Ultraschall, Darmspiegelung oder Laboruntersuchungen schauen könnte, was im Körper vor sich geht, da ihm die Anatomie des Körpers noch nicht einmal genauer bekannt wäre, würde sein Befund nicht zur Diagnose Krebs führen, sondern eine anders geartete Begründung für die vorliegenden Beschwerden nennen. Er würde eine Kombination von Behandlungen auswählen, die vielleicht aus äußeren Anwendungen, Kräutern und Verhaltensmaßnahmen bestünden und von denen er aus Erfahrung wüsste, dass sie bei den jeweiligen Beschwerden und Befunden die Symptome positiv beeinflussen.

Was dieser Arzt aber nie machen würde, wäre sich vorzustellen, dass die Ursache dieser Störungen eine wuchernde, gefräßige, den Körper langsam zerstörende Krebsgeschwulst sei. Er könnte ein solch furchteinflößendes Bild auch dem Patienten gegenüber nicht thematisieren. Und dieser käme nie von selbst auf den Gedanken oder das Bild, dass eine solche Zerstörung Ursache seiner Krankheit ist. Im Gegenteil – der Arzt und auch der Patient selbst hätten die Erwartung und Hoffnung, dass die Störung mit den ausgewählten Behandlungsverfahren wieder verschwindet. Eine erfolgreiche Milderung der Beschwerden wäre schon ein Zeichen für Besserung und Heilungsaussicht.

Mit diesem Gedankenspiel soll verdeutlicht werden, dass die Diagnose Krebs unlösbar verbunden ist mit dem verheerenden Bild, dass die Ärzte und wir selbst heute davon haben. Allein dieses Bild von der Krankheit kann schon katastrophale Auswirkungen auf den Erkrankungsverlauf haben. Der Krebs wird gefördert, kultiviert durch das Bild, das wir von ihm haben.

Es ist die Angst, die in einem solchen Szenario blüht und übermächtig wird, unser Denken und Fühlen beherrscht. Angst ist ein schlechter Therapeut. Von Angst ist bekannt, dass sie nicht nur Krankheiten auslöst, sondern auch verstärkt und deren Verlauf negativ beeinflusst.

Erste Untersuchungen zu Spontanheilungen, langanhaltendem Stillstand oder vorübergehender Rückbildung von Krebs legen die Vermutung nahe, dass Krebskranke von einer angstfreien Einstellung gegenüber ihrer Krankheit profitieren, ebenso wie von einer inneren Zuversicht auf Heilung und Besserung.

Wir wissen heute aus verschiedenen Untersuchungen, dass winzige Kolonien von Krebszellen in gesunden Körpern gebildet werden, die spontan wieder verschwinden, ohne dass die Betroffenen davon etwas merken, geschweige denn hieraus jemals eine Krebserkrankung entsteht.

Die Krebserkrankung ist vielleicht, ähnlich wie eine Infektionskrankheit, Folge geschwächter Abwehrkraft gegen sich vermehrende Krebszellen. Und diese Abwehrkraft wird womöglich geschwächt durch Angst, mangelnde Zuversicht und andere psychische Faktoren.

Hat eine Krebserkrankung mit charaktertypischem Verlauf bis hin zum Tod nun irgendeinen Sinn, eine spirituelle Bedeutung? Dies wäre mit dem Bild der gnadenlosen Zerstörung, der unaufhörlich wuchernden Geschwulst kaum vorstellbar.

Der Sinn einer Krebserkrankung könnte aber, wie bei jeder fortschreitenden und todbringenden Krankheit, darin liegen, dass diese Erkrankung zurückwirkt auf die elementaren Fragen des Lebens, auf die Erkenntnis, dass die Allmacht des Menschen und seine Fähigkeiten begrenzt sind, im Grunde marginal. Das Leben unterliegt anderen als von Menschen gemachten oder entdeckten Gesetzen. Was ist mir wirklich wichtig im Leben? Bin ich dem Schicksal ausgeliefert, oder gibt es eine Versöhnung mit ihm, dem Krebs?

Das Gefühl, Teil des Ganzen zu sein, Teil der Einheit, Gottes Willen zu unterliegen, hat eine größere Eindringlichkeit und Tiefe, als die, die ein Gesunder aufbringen kann, der glaubt, sein Leben selbst in der Hand zu haben. Die Nähe zu Sinn, die Nähe zu Gott oder der Einheit der Welt gibt dem Krebskranken Wert, Bedeutung, Vorbildcharakter. Aber nur, wenn man dies als Betroffener und Angehöriger sehen kann, sehen will und sich nicht von Trauer und Angst und vom Verlusterleben beherrschen lässt.

# Schlaganfall

Der Schlaganfall ist biomedizinisch in seiner Entstehung und Auswirkung recht gut geklärt. Ein Blutgerinnsel oder ein sich allmählich verengendes und schließlich verschließendes Blutgefäß im Kopf unterbricht die Blutzufuhr in bestimmten Hirnarealen. Die Folge ist ein Ausfall der Funktionen derjenigen Gehirnanteile, die von diesem Blutgefäß mit Blut versorgt wurden. Plötzliche Sprachstörungen, halbseitige Lähmung und halbseitige Gefühlsstörungen sind die häufigsten Folgen, da die zur Steuerung dieser Funktionen beteiligten Hirnareale am häufigsten betroffen sind.

Erst seit etwas mehr als zehn Jahren nutzt man die Möglichkeit, mit bestimmten Medikamenten das Blutgerinnsel, das ein solches Gefäß verstopft, wieder aufzulösen und damit die Blutzufuhr wiederherzustellen. Da aber diese Behandlung auch ein erhebliches Risiko hat und bei bestimmten Schlaganfallformen mehr schadet als nutzt, ja häufig tödliche Auswirkungen haben kann, sind umfangreiche Untersuchungen vor Behandlungsbeginn erforderlich, um die Kranken zu identifizieren, die von einer solchen Behandlung profitieren können. Es ist aber auch große Erfahrung in der Durchführung und Beurteilung dieser Untersuchungen notwendig. Zudem muss diese Behandlung innerhalb von drei Stunden nach Beginn des Schlaganfalls durchgeführt werden. Später durchgeführte Behandlungen schaden meist mehr, als sie nutzen können.

Mit einem immensen Aufwand an Aufklärung, Schulung und medizinisch-technischer Ausstattung bis hin zur Einrichtung von speziellen Schlaganfallstationen an Krankenhäusern versucht man nun seit Jahren zu erreichen, dass möglichst viele Schlaganfallpatienten möglichst frühzeitig eine solche Behandlung erhalten können. Trotz des Aufwandes war die Durchführung einer solchen Behandlung aber bisher bei kaum mehr als fünf Prozent aller Patienten möglich.

Obwohl man die Zusammenhänge beim Schlaganfall also recht gut kennt oder zu kennen glaubt, einen großen personellen und finanziellen Aufwand für seine Behandlung betreibt und auch eine geeignete Behandlungsmethode kennt, sind die Erfolge doch recht bescheiden. Andere Behandlungsmöglichkeiten stehen auch zur Verfügung, können aber nur dazu beitragen, die Folgen eines Schlaganfalls zu mildern. Auch eine Auflösung eines Blutgerinnsels kann nur in seltenen Fällen eine Heilung bewirken.

Verstehen wir aber die Entstehung und den Verlauf eines Schlaganfalls wirklich richtig?

Es gibt Hinweise darauf, dass sogar in der Mehrzahl der Fälle Blutgerinnsel, die einen Schlaganfall verursachen können, kurz nachdem sie zu einer Verstopfung eines Blutgefäßes im Kopf geführt haben, durch körpereigene Prozesse von selbst wieder aufgelöst werden. Hier gibt es Symptome wie bei einem Schlaganfall. Aber diese Symptome verschwinden innerhalb von 24 Stunden wieder vollständig. Man nennt ein solches Ereignis transitorisch-ischämische Attacke, also flüchtige Durchblutungsstörung. Darüber hinaus gibt es Hinweise darauf, dass es im Laufe des Lebens ständig oder zumindest häufig zu kleinen Blutgerinnseln im Kopf und wohl auch im ganzen Körper kommt, ohne dass wir jemals etwas davon merken. Vielleicht auch deshalb, weil sich diese Blutgerinnsel, noch bevor sie Symptome verursachen können, wieder auflösen.

Kann es sein, dass beim Schlaganfall, ähnlich wie bei Infektionen oder bei Krebs, die Selbstregulationsmechanismen aus dem Gleichgewicht geraten sind, also das Potenzial an ständig in Gang befindlichen Selbstheilungskräften des Körpers nicht mehr genutzt wird?

Als Biomediziner würde man entgegnen: Ja, das mag so sein, aber wir kennen bei Schlaganfällen ja die Risikofaktoren, die dieses

Gleichgewicht stören und dann eine Kettenreaktion auslösen. Gemeint sind hier Rauchen, Stoffwechselstörungen, Zuckererkrankungen, Bluthochdruck oder Herzerkrankungen. Ließe man sich auf diese Argumentation ein, müsste man im nächsten Schritt fragen, was denn dann die Ursache dieser Risikofaktoren sei. Sind sie nicht vielleicht ihrerseits schon die Folge eines gestörten Gleichgewichts? Denn sonst gäbe es keine Raucher, keine Zuckerkranken, Bluthochdruckkranke oder Herzkranke. Außerdem können diese Risikofaktoren nicht die einzige und vorrangige Ursache sein, denn sonst gäbe es keine Raucher, Bluthochdruckkranke und Herzerkrankte, die niemals einen Schlaganfall erleiden. Auch hier wird man als Biomediziner entgegnen, dass ja auch genetische Faktoren eine Rolle spielten. Außerdem gehe die Forschung immer weiter und werde neue Risikofaktoren finden oder die Bedeutung bekannter Risikofaktoren besser einschätzen können.

Aber neben der biomedizinischen Dimension gibt es auch beim Schlaganfall eine philosophische oder spirituelle Dimension. Und gerade auch in dieser Dimension ist Verstehen und Hilfe möglich.

Der plötzliche Verlust von Möglichkeiten des Menschen, in seiner bisherigen Welt zu agieren, sich etwa nicht mehr richtig bewegen oder nicht mehr richtig sprechen zu können, ist ein Phänomen, das unabhängig von biomedizinischer Interpretation einen Vorlauf hat: eine wie auch immer geartete Bereitschaft zu einer Entwicklung hin bis zu einem Schlaganfall und dessen Folgen. Eine Bereitschaft, sich dem äußerlichen, dem kommunikativen und körperlich aktiven Leben zu entziehen, wenn auch meist nicht vollständig. Man mag einwenden, dass der Begriff „Bereitschaft" hier nicht ganz angebracht sei. Aber es gibt nicht wenige Schlaganfallpatienten, die im Vorfeld nicht ernsthaft bemüht sind, einen Schlaganfall zu verhindern. Viele Menschen rauchen im Bewusstsein, ihr Schlaganfallrisiko deutlich zu erhöhen. Außerdem gibt es oft auch Patienten, die recht passiv die Folgen ihres Schlaganfalls tragen, ohne sich weiter um Besserung zu bemühen.

Bei kritischer Betrachtung sind es auch hier häufig mehr die Ärzte, Therapeuten und Angehörigen, die einen Schlaganfall als Defekt, als Katastrophe auffassen und meinen, dass alles getan werden müsse, um seine Folgen so gering wie möglich zu halten.

Auch beim Schlaganfall stellt sich also die Frage, ob es eine bewusste oder unbewusste Entwicklung hin zu einem solchen Ereignis gibt. Provoziert ein Raucher nun bewusst die Entwicklung eines Schlaganfalls? Wohl nicht. Aber die Entscheidung zum Rauchen selbst ist ja eine bewusste. Auch sie hat etwas mit Suche, mit Sinnsuche zu tun. Nicht von ungefähr sagen die Suchtexperten, Sucht hat viel mit Suchen zu tun. Suche nach Glück, nach Erfüllung, nach Bestätigung, nach Sinn.

Übergewicht und Stress als häufige Ursachen für Bluthochdruck und Alterszucker haben ähnlich wie das Rauchen und andere Süchte auch eine suchende Funktion. Dabei ist allerdings bei alledem die geradlinige Entwicklung hin zum Schlaganfall nicht anzunehmen. Diese Faktoren stellen nur einen begünstigenden Faktor dar. Auch hier ist wiederum der sich verwischende und überschneidende Unterschied zwischen bewussten, sogenannten selbstbestimmten und unbewussten Entscheidungen von Bedeutung. Sich Stress auszusetzen, Übergewicht hinzunehmen oder zu rauchen, all dies geschieht letztlich weder eindeutig bewusst noch eindeutig unbewusst und ist von einer großen Fülle von Einflüssen, Faktoren und Bedingungen abhängig, denen wir ausgesetzt sind oder uns aussetzen. Die inneren unbekannten Gesetze dieser Welt, Gottes Wille oder Sinn haben hier größere Bedeutung, als uns dies heute bewusst ist.

Auch der Schlaganfall und sein Verlauf können als eine Art Ablösung, als Rückzug von der Welt, von den Problemen des Alltags aufgefasst werden. Die Angehörigen haben hierbei eine wichtige Aufgabe, nämlich dies mitzutragen, Bescheidenheit, Demut, Hingabe zu üben. Dies wäre konstruktiver für alle Beteiligten, als mit dem Schicksal zu hadern, fortlaufend dagegen zu kämpfen und sich nicht abfinden zu können.

# Epilepsie

Die Epilepsie oder Fallsucht galt über viele Jahrhunderte als heilige Krankheit. Dabei galt die bei dem epileptischen Anfall auftretende Bewusstlosigkeit oder Bewusstseinseinschränkung als gleichbedeutend mit einem veränderten Bewusstseinszustand. Ein Bewusstseinszustand, der aus Trancezuständen bekannt war und die Kontaktaufnahme mit den Göttern und der Geisterwelt erlaubte.

Als epileptische Anfälle noch nicht von anderen Anfallsformen und attackenartigen Bewusstseinsveränderungen unterschieden wurden und wie diese noch nicht als geistige Störung, als geistiger Defektzustand stigmatisiert waren, galten die Vielfalt von Wahrnehmungen um und während eines solchen Anfalls als bunt und inhaltsreich, und in Anbetracht der tiefen Gläubigkeit der Menschen wurde ihnen auch häufig ein religiöser Inhalt zugesprochen.

Erst als die Epilepsie zur Krankheit mit dem heute noch gültigen Stigma erklärt wurde, wurden Epileptiker ebenso wie andere sogenannte Geisteskranke aus der Gesellschaft ausgesondert und anfangs in sogenannten Siechenhäusern untergebracht, später dann viel humaner, aber doch abgesondert, in Arbeits- und Wohnkolonien im vorletzten und letzten Jahrhundert. Es galt nunmehr, etwas gegen diese Krankheit zu tun, die Anfälle zu unterdrücken – damals, bei schweren Fällen, mit dem Anlegen von Ketten, kalten

Bädern oder anderen Foltermethoden. Heute werden eine Vielzahl von Medikamenten eingesetzt, die die Anfallshäufigkeit vermindern und manchmal Anfälle auch völlig verhindern können. Diese durchaus wünschenswerte Wirkung der Medikamente wird aber mit Nebenwirkungen erkauft.

Dass epileptische Anfälle von äußeren Faktoren, wie Wohlbefinden, Schlaf, stabilem sozialen Umfeld, abhängen, wird in der Behandlung dabei heute leider vernachlässigt.

Das wichtigste Problem aber ist, dass Menschen mit epileptischen Anfällen fast generell als behandlungsbedürftig gelten. Die Gesellschaft akzeptiert epileptische Anfälle nicht mehr. Sie werden als bedrohlich, gefährlich, beängstigend, aber eben nicht mehr als heilig, als bedeutend, als aussagefähig wahrgenommen. Epileptiker gelten als bedauernswerte Kranke und nicht mehr als bedeutende Menschen oder gar als Heilige.

Dabei ist ein epileptischer Anfall tatsächlich nichts anderes als ein veränderter Bewusstseinszustand, der sehr viel häufiger, als heute überhaupt noch erkannt wird, mit Visionen, mit Sinneswahrnehmungen und Gefühlen einhergeht und häufig, auch vorher und nachher, mit hellwacher Aufmerksamkeit und Auffassungsgabe verknüpft ist. Die Betroffenen haben dabei nicht selten das Gefühl von Wert, Bedeutung, Befriedigung und eben nicht generell das von Unbehagen, Verunsicherung und Angst.

Selbstverständlich besteht heute sehr viel mehr als früher die Gefahr, dass ein Anfall zu schweren Verletzungen im Straßenverkehr oder durch laufende Maschinen führen kann. Dagegen ist die Gefahr, sich allein durch den Anfall zu verletzen oder gar zu ersticken, gering und wird überschätzt. Die Annahme oder Behauptung, dass Anfälle auch zu schleichendem Untergang von Gehirnzellen und schwerwiegenden Hirnleistungsstörungen führen, ist nur für einige sehr seltene Anfallsformen belegt. Es gibt selten schwerwiegende oder auch starke Häufungen von Anfällen, die mit ernsten Gesundheitsrisiken und dauerhaften Gesundheitsstörungen einhergehen. Hier ist dann die Epilepsie meist nur ein Teil einer umfassenderen Erkrankung oder Störung.

Epilepsie kann sogar mit besonderem und herausragendem Leistungsvermögen einhergehen, wie dies bei einer großen Zahl wichtiger Persönlichkeiten der Geschichte bekannt ist. Vielleicht ist es gerade die Epilepsie, die zu besonderem Leistungsvermögen auf unterschiedlichstem Gebiet befähigt. Dies ist aber in der Regel nur dann so, wenn der Betroffene eben nicht als chronisch Kranker gilt, dessen Anfälle um jeden Preis verhindert werden müssen. Das ist kein Argument gegen die Behandlung von Epilepsie, sondern eins für einen anderen, differenzierten Umgang mit der Frage der Behandlung und deren Nebenwirkungen.

Auch hier wird deutlich, dass die Krankheit einen Wert, einen Sinn, eine Bedeutung haben kann, wenn sie nicht als Defekt, als Leiden, als unbedingt medizinisch behandlungs- und beherrschungsbedürftig gilt. Wenn die medizinischen Möglichkeiten verantwortlich, aber auch kritisch und individuell eingesetzt werden und nicht generell eine Epilepsie nach Schema behandelt wird, sondern man sehr genau berücksichtigt, was für den Menschen mit Epilepsie gut und richtig ist, hat dies wahrscheinlich einen sehr viel größeren und sinnvolleren Wert für den Betroffenen wie für die Gesellschaft.

## Depression

Die Depression ist eine Krankheit, die bei vielen anderen Krankheiten beteiligt ist. So zum Beispiel bei Krebs, bei Parkinsonerkrankungen, bei Schmerzen und den meisten chronischen

Erkrankungen. Sie kommt aber auch als eigenständige Krankheit sehr häufig vor.

Sie ist gekennzeichnet von Rückzug, Interessen- und Antriebsverlust, häufig auch von Angst, einem Gefühl der Perspektivlosigkeit, von Selbstwertstörungen, innerer Unruhe und weiteren Symptomen.

Sie ist eine Art Rückzug von der Welt, Rückzug in sich selbst, Teilnahmslosigkeit an den äußeren Geschehnissen.

Aber anders als eine Demenz kann die Depression sich bessern und zurückbilden. Außerdem leiden die meisten Betroffenen tatsächlich unter dem Zustand der Depression.

Man könnte sagen, die Depressiven lösen sich von der Welt und den äußeren Geschehnissen, aber sie wollen es nicht. Sie bleiben in der Welt verfangen. Sie wünschen sich den alten Zustand, die zurückliegende Vitalität und Anteilnahme an der Welt wieder zurück.

Sie können sich insofern nicht ganz ablösen. Aber sie kommen auch nicht selten bis zu dem Punkt, an dem sie das Leben und Leiden völlig überwinden wollen, und zwar in der Selbsttötung. Dies kommt bei Depressiven häufig vor. Man kann sagen, dass Depressive in einem Spannungszustand zwischen Ablösung, Hintersichlassen und Rückkehr und Festhalten verharren. Dieser Zustand ist schmerzlich.

Er ist vergleichbar schmerzlich, schmerzhaft wie chronische Schmerzzustände. Auch hier findet eine Reduktion auf die elementaren Dinge der Existenz statt, ein Rückzug vom Leben. Aber gerade der Wunsch nach Rückkehr, nach Überwindung, nach Ausschaltung der Schmerzen verursacht das Leiden an diesem Zustand.

Depressionen und Schmerzen sind zwei eng verwandte, im Grunde kaum unterschiedliche Leidenszustände. Erst seit dem späten Mittelalter ist der Begriff „Schmerz" auf den Zustand schmerzhafter körperlicher Missempfindungen reduziert. Vorher umfasste er vielmehr unter anderem auch Leid und Elend, und es wurde nicht unterschieden zwischen körperlichem und seelischem Schmerz.

Dabei galten schmerzhafte, leidvolle oder auch depressive Erfahrungen in Kunst, Religion und Philosophie durchaus als wertvoll – auch als Voraussetzung, um menschliche Reife und Größe zu entwickeln, um den Wert und Sinn des Lebens zu erkennen. Dies natürlich auf einer spirituellen Ebene und nicht auf einer wissenschaftlichen.

Für unser Thema von Bedeutung ist die Tatsache, dass Depressionen am häufigsten von allen Erkrankungen und Lebensumständen zur Selbsttötung führen können. Depression ist ein Leiden an der Welt, am Leben, ein Nichterkennen, ein Zweifel am Sinn des Lebens. Dies wird auch deutlich an der Tatsache, dass dann, wenn ein Depressiver für sich fest und endgültig entschieden hat, aus dem Leben zu scheiden, bei ihm Erleichterung, innere Ruhe und Gelassenheit eintritt. Meist ist dann sogar noch einmal ein weltzugewandtes Agieren und Reagieren zu beobachten. Es handelt sich dabei um eine Besserung der Depression, die häufig auch durch andere erkennbar ist. Der Betroffene empfindet häufig in den Stunden zwischen Entscheidung und Ausführung der Selbsttötung einen inneren Frieden, eine Demut und Hingabe, vergleichbar dem inneren Gemütszustand eines Mystikers oder Erleuchteten.

# Der normale Alterungsprozess

Es gibt heute Wortführer in Wissenschaft und Medizin, die allen Ernstes behaupten, die Alterung des Menschen sei eine Krankheit. Sie sollte bekämpft, behandelt und möglichst abgeschafft werden. Begründet wird dies mit dem angeblichen Nachweis von Alterungsgenen, mit Zellalterung, die durch Enzyme und Eiweißstoffe bedingt werde, und durch krankhafte Veränderungen von Gewebe oder Organen im Alterungsprozess. Die Ausschaltung dieser Gene oder dieser Enzyme und die Behandlung der krankhaften Veränderungen würden den Alterungsprozess aufhalten, vielleicht irgendwann verhindern.

Festgemacht wird dies auch an der Tatsache, dass es ja 100- oder 110-jährige Menschen gibt, die weder Demenz noch Arterienverkalkung noch irgendeine andere Krankheit haben. Das Ziel müsse nun sein, diese Menschen zum Maßstab medizinischer Bemühungen um ein langes und gesundes Leben zu machen.

So, als wäre es das Ziel aller Dinge, jedes vernünftigen Menschen, möglichst alt und dabei aktiv, gesund und leistungsfähig in jeder Hinsicht zu werden und zu bleiben.

Mit solcher Auffassung gerät Alter in der öffentlichen Wahrnehmung immer mehr in Misskredit. Alter gilt als etwas Überflüssiges, Nichtgewolltes, als Defekt, so wie eine chronisch unheilbare Krankheit.

Ja, es gibt die Ausnahmemenschen, die mit 110 Jahren gesund, leistungsfähig, vital sind. Es gibt aber auch die Menschen, die vorzeitig altern und mit 50 oder 60 Jahren, ohne schwerwiegende Krankheiten gehabt zu haben, am Ende ihres Lebens angekommen sind. Noch immer gehört die Mehrheit der Weltbevölkerung zu dieser Gruppe. Ist es nun Armut, Hunger, Leid, Entbehrung oder gar mangelnde medizinische Versorgung, was vorzeitig altern lässt?

Wird den Reichen, Satten sehr viel mehr Lebenszeit geschenkt, oder haben sie sich die verdient?

Letzteres wohl kaum. Ersteres gilt zwar als Faktum, aber ist keineswegs belegt.

Widmen wir uns der Frage: Was ist Alterung konkret?

Es ist eben nicht nur der Kräfteverfall, die Häufung von kleineren und größeren Leiden und Krankheiten, die Trägheit der Körperfunktionen, die zunehmende Vergesslichkeit, die schwindende Spannkraft und faltige Haut.

Es ist ein allmähliches und sinnvolles Lösen aus den Bezügen der Welt. Das Interesse an den äußeren Vorgängen geht zurück, auch das Interesse an der Selbstverwirklichung und den äußeren Erscheinungen. Die Aktivitäten und Initiativen lassen nach.

Dagegen befasst man sich im Alter sehr viel mehr mit Sinnfragen, mit religiösen Fragen. Man vermag viel mehr die kleineren Freuden des Alltags zu würdigen. Man denkt mehr über den Tod nach und darüber, was danach kommen könnte. Man kommt dem Sinn, dem Wert, der Bedeutung des Daseins näher. Man lebt weniger mit Plänen, Konzepten, sondern mehr im Tag, in der Stunde, im Jetzt.

Altern, Sterben und Tod sind ein natürliches Ziel, dem jedes Lebewesen unterliegt und das es zu erfüllen gilt.

Ist es dabei wirklich so entscheidend, ob ich den 110. Geburtstag oder nur den 60. erreicht habe?

Kann ein 30-Jähriger, der bei einem Autounfall ums Leben kommt, sein Leben bis dahin nicht bereits viel sinnvoller, viel intensiver erfüllt haben als ein 110-Jähriger?

Gemeint sind hier nicht die Erlebnisse, die Aktivitäten, die Selbstverwirklichung. Gemeint ist hier eher die Intensität und der Erfolg der Suche nach dem Sinn, dem Wert des Lebens. Der eine Mensch kann diesen Sinn und Wert vielleicht erschließen in einem Wimpernschlag seines Daseins, der andere braucht hierzu 110 Jahre.

Könnte es sein, dass jeder Mensch am Ende seines Lebens, unabhängig davon, ob er vielleicht als Kind oder gar als Neugeborener gewaltsam ums Leben kommt oder 110 Jahre vermeintlich glücklich lebt, immer in vergleichbarer Weise das Leben erfüllt hat, seinen Lebenssinn gefunden und erreicht hat?

Im Vergleich zum Kosmos und der Ewigkeit ist dieses unser Leben, auch wenn es 110 Jahre andauert, eine unscheinbare Episode. Mit einem ganz anderen Bestand und ganz anderer Bedeutung, als wir es uns in unserem begrenzten Gesichtsfeld, in unserer Überheblichkeit ausmalen. Auch wenn wir berühmt sind und bedeutende Kunstwerke oder Welterkenntnisse hinterlassen, erfüllt unser Ruhm nicht ganz andere Zwecke, als uns zu rühmen? Es geht doch viel mehr um die Leistungen desjenigen, der gerühmt wird, als um seine Person. Nicht ohne Grund wurden bis zum Mittelalter Künstler nicht namentlich genannt, setzten ihren Namen nicht unter ihr Kunstwerk. Sind die Kunstwerke, an denen sich noch Generationen später Menschen erfreuen können, nicht vielmehr ein Abglanz von Sinn und Wert des allgemeinen Daseins? Der Schöpfer des Kunstwerkes ist hierbei nur Teil der Welt. Er erfüllt nichts anderes als seine Aufgaben und Möglichkeiten in der kurzen Episode seiner menschlichen Existenz.

Menschen in Entwicklungsländern, die nur 50 Jahre alt werden, haben möglicherweise sehr viel früher als Menschen in Industrieländern, die 80 Jahre oder älter werden, ihren Sinn des Lebens erreicht, ihre Aufgabe in dieser Welt erfüllt. Es ist anzunehmen, dass hierzu nicht das Ziel gehört, reich zu sein, es bequem und komfortabel zu haben und von wenig Sorgen geplagt zu sein. Möglicherweise ist es genau das, was den Sinn verhindert, was den Wert schmälert.

Jesus Christus sagt: „Eher geht ein Kamel durch ein Nadelöhr, als dass ein Reicher in das Reich Gottes gelangt."

Kann man denn nun behaupten, dass alle Menschen am Ende ihres Lebens weise und erleuchtet sind?

Alle Religionen verneinen dies. Die Christen, die Juden, die Muslime halten für die, die es nicht sind, die Gottesfurcht und Gottesglauben nicht gefunden haben und Gottes Gesetze nicht geachtet haben, die Hölle bereit. Die Buddhisten und Hindus glauben an die Wiedergeburt, die sich fast ewig wiederholen muss, bevor man die Chance hat, als Erleuchteter darauf verzichten zu können. Die Wiedergeburt gilt hier als eine Strafe für nicht erreichte Erleuchtung, nicht gefundene Einheit.

Es geht wohl in unserer letzten Stunde nicht so sehr darum, ein Erleuchteter, ein Heiliger, ein Wissender zu sein. Es geht vielmehr darum, das Leben zu durchlaufen und mit den Möglichkeiten, die man hierfür mitbekommen hat, seinen Platz, seinen Dienst, seine Aufgaben zu erfüllen und das Leben zu vollenden.

Es ist nicht unwahrscheinlich, dass dies jeder Mensch erreicht. Auch der Säugling, der schon im Kindesalter stirbt, hatte vielleicht eine kleine und kurze Aufgabe. Der Selbstmörder, der sein Leben scheinbar wegwirft, und auch der Verbrecher und Mörder, der Unheil und Leid über andere gebracht hat, hat möglicherweise seine Aufgabe, sein Leben erfüllt. Sie alle tragen zur Erfüllung, zur Einheit, zu Gottes Willen bei. Das Schlechte, das Schädliche, das Böse ist hierbei so lange nötig, wie es keinen inneren Frieden, wie es Ziele, Wünsche, Schmerz, Leid, Selbstsucht gibt. Die einzelnen Menschen oder Menschengruppen sind hierbei Werkzeuge, Erfüllungsgehilfen. Durchaus so wie Judas, der Verräter Jesu, der seinen Dienst tun musste, um Jesu und Gottes Werk zu vollenden, das da war, Jesus am Kreuz sterben zu lassen, um die Menschheit erlösen zu können.

Das Altern, das bereits vom ersten Lebenstag an ein kontinuierlicher Weg ist, ist ein Fortschreiten hin zur Transzendenz, dorthin zurück, wo wir hergekommen sind. Bei dem einen vollzieht sich dies rasch, bei dem anderen sehr langsam, mit ganz unterschiedlichen Wegen und Zwischenstufen. Immer ist das letzte und bedeutendste Ziel der Tod. Alles, was davor stattfindet, zwischen Geburt und Tod, ist die Vorbereitung darauf, ist die Suche nach Frieden. Wir nennen diese Suche heute die Suche nach Glück. Dabei leuchtet uns das Glück in der Liebe, in einem Bild, in einer erfüllten Aufgabe, in einer Musik oder in einem Gedicht immer nur für Augenblicke und recht selten entgegen. Dies sind dann auch die Augenblicke, in denen wir ahnen, was Friede ist, was Gott ist, was die Einheit ist. Dieses Glück, dieser Friede ist vielleicht spätestens in unserer letzten Lebenssekunde das, was uns erfüllt, in einem sehr viel umfassenderen und dauerhafteren Sinn, als wir es jemals im Laufe des Lebens erleben können.

Das Alter, der Tod, die Krankheit sind heute viel zu sehr angstbesetzt, werden viel zu sehr abgelehnt, als Defekt und Katastrophe aufgefasst.

Ursache hierfür ist, dass wir uns viel zu sehr von den spirituellen Zusammenhängen der Welt und der Existenz entfernt haben. Wir betrachten Leben, Gesundheit und Wohlergehen als einen grundsätzlichen und eigenständigen Wert an sich. Wir glauben, die kurze Existenz unseres ganz persönlichen Daseins ist die Welt, ist der Sinn, ist das Einzige, was wir haben. Hier gelte es, Wohlergehen durch Geld, Anerkennung, Macht und Zuneigung Anderer zu gewinnen. Dies alles bleibt viel zu häufig auf einer materiellen Ebene. Erst bei Krankheit, Altern und bevorstehendem Tod rücken materielle Dinge in den Hintergrund, und es eröffnet sich die Chance, die eigene Existenz in einem ganz anderen Zusammenhang, in einem anderen Wert spirituell zu sehen.

# Krankheit als Tribut an das Gesellschaftsgefüge

Wir haben über die spirituellen Werte von Krankheit und Altern gesprochen. Was haben Krankheiten aber für eine Bedeutung im Gesellschaftsgefüge der aktuellen Zeit?

Es geht hier nicht allein um die Tatsache, dass der Gesundheitssektor in fünf bis zehn Jahren der größte Wirtschaftsbereich in unserem Lande sein und die meisten Arbeitskräfte binden wird. Wir wollen uns vielmehr mit der Frage befassen, wie Krankheit unsere Gesellschaft prägt und zusammenhält.

Krankheit und der Blick darauf, ihre Diagnosen und ihre Behandlung, auch ihr Verlauf sind ja nichts Statisches, Unveränderbares, immer Gültiges und zu allen Zeiten Dagewesenes. Krankheiten sind ein Produkt der Zeit, der Gesellschaft, in der sie auftreten, des aktuell herrschenden Gesundheitssystems und Weltbildes.

Besonders deutlich wird dies bei den sogenannten Zivilisationskrankheiten. Übergewicht, Alterszucker, Arteriosklerose, aber auch Neurosen und Depressionen gehören hierzu. Sie entstehen offenbar vorwiegend unter Lebensbedingungen, die es so nur in sogenannten zivilisierten Gesellschaften gibt.

Übergewicht spielt unter Bedingungen, in denen Armut und Hunger herrscht, eine ebenso unbedeutende Rolle wie Neurosen, die nicht auftreten oder eben auch keine Bedeutung haben, wenn es um den täglichen physischen Überlebenskampf geht.

Krankheiten werden aber auch erst entwickelt oder konzipiert vom Gesellschaftssystem, und heute besonders von der medizinischen Wissenschaft als Teil dieses Systems. Was wir heute unter Krebs verstehen, unter Alzheimer-Demenz, unter Schlaganfall, hat sich erst seit wenigen Jahrzehnten entwickelt und befindet sich weiter im Wandel.

Man nimmt heute leichtgläubig an – auch Mediziner tun dies –, dass es diese Krankheiten schon immer gab, allenfalls in anderer Häufigkeit. Man vermutet, dass sie früher nicht als solche erkannt wurden, dass nichts oder nur wenig über sie bekannt war oder dass sie falsch beurteilt wurden.

Ganze Bücher werden gefüllt mit Spekulationen über die Epilepsie, die Arthrose, die Arteriosklerose berühmter antiker und geschichtlicher Personen aufgrund von vagen Literaturhinweisen oder Knochenbefunden.

Dabei gab es die Arthrose oder die Epilepsie vor 200 oder 2.000 Jahren nicht. Denn diese Diagnosen können nicht getrennt werden von dem damit verbundenen heutigen Krankheitsbild. Das heißt, das Bild, das wir uns von einer Krankheit gemacht haben, von deren Behandlung und Verlauf, ist ein anderes als vor 50, 100 oder 1.000 Jahren.

Beschwerden, Symptome, die vielleicht vor 500 Jahren in einem Buch erwähnt wurden, erinnern möglicherweise heute an diese oder jene Krankheit, waren damals aber völlig andere Krankheiten, da das Bild von dieser Krankheit damals ein ganz anderes war als das einer Krankheit heute, das allenfalls einzelne ähnliche Symptome aufweisen mag.

Dagegen ist es sicher, dass die Krankheiten, die wir heute kennen, in 50 Jahren zum wesentlichen Teil völlig andere sein werden. Man wird ein anderes Bild von ihnen haben. Man wird sie anders behandeln, anders einteilen und vielleicht auch einen anderen Verlauf kennen.

Wenn man sich in 50 Jahren mit der heutigen Literatur über Krankheiten befasst, wird man wiederum einschätzen, dass dieses Krankheitsbild seinerseits auf unvollständigem Wissen über Ursachen, Zusammenhänge und Behandlungsmöglichkeiten beruhte.

Man wird in 50 Jahren wieder völlig neue Krankheiten konzipiert haben. So setzt sich die Entwicklung kontinuierlich fort.

Auch die Ausdrucksform, die Symptome einer Krankheit sind abhängig von dem Gesellschaftsgefüge und der Zeit.

Während vor 100 Jahren Halluzinationen im Rahmen einer Schizophrenie, die damals noch Paranoia hieß, vorwiegend religiösen Inhalts waren, geht es heute um Ufos, um Geheimdienste und Ähnliches.

Während man vor 100 Jahren bei einem großen hysterischen Anfall Aufmerksamkeit und besorgte ehrliche Anteilnahme erhielt und in fast jeder größeren gesellschaftlichen Runde ein solcher Anfall, besonders bei jungen Damen aus gutem Hause, auftreten konnte, bekommt man heute ähnliche Aufmerksamkeit und besorgte medizinische Anteilnahme bei Rückenschmerzen. So steht hierfür ein riesiges Arsenal von Untersuchungen, Behandlungen, aber auch gesellschaftlicher Alimentierung bereit. Aber auch die Bedeutung des Rückenschmerzes wird sich in den nächsten 10 bis 20 Jahren wandeln, da sich allmählich herumzusprechen beginnt, dass Rückenschmerzen meist nichts mit dem Rücken zu tun haben, sondern ihnen häufig, ähnlich wie den hysterischen Anfällen vor 100 Jahren, unbewusste psychische Belastungen zugrunde liegen.

Die Liste ließe sich noch lange fortsetzen. Denn bei den allermeisten Krankheiten, die wir heute kennen, spielen psychische Phänomene eine wichtige, vielleicht auch entscheidende Rolle für die Beschwerdesymptomatik, für den Verlauf und auch die Behandlungskonsequenz.

Hierüber sind sich die psychosomatisch orientierten Ärzte einig, aber eben noch nicht die organisch orientierten Ärzte, die unser Gesundheitssystem derzeit mit einem biomedizinisch-wissenschaftlichen Denkkonzept dominieren.

Es sind aber nicht nur die Ärzte, die das Krankheitsbild konzipieren und beeinflussen. Auch die Pharmaindustrie prägt unsere Wahrnehmung, indem sie in ihrer Werbung sehr subtil diejenigen Krankheiten ins Bewusstsein rückt, für die sie ein geeignetes Medikament gefunden zu haben glaubt. Auch die Gesundheitspolitik, über die Geld und Gesetze zur Verfügung gestellt werden, zum Beispiel für die Erforschung bestimmter Krankheiten oder Krankheitsbilder oder Therapieverfahren, steuert ganz direkt das Gesundheitssystem als Ganzes, aber auch die Wahrnehmung und Bedeutung bestimmter Krankheiten oder Forschungsschwerpunkte. Andere Krankheiten oder Schwerpunkte werden dagegen vernachlässigt. Dies ist derzeit sehr deutlich zu beobachten bei der Diskussion zur Gentechnik, die unter der sehr vagen, aber nicht belegten Annahme gefördert wird, dass hiermit zukünftig in großem Umfang Krankheiten behandelt werden können, aber auch, um anderen Ländern diesbezüglich nicht nachzustehen. Dagegen werden Krankheiten wie Krankenhausinfektionen, die jährlich in unserem Lande viele Menschenleben kosten, weder in der Wahrnehmung noch in der Erforschung wesentlich beachtet.

Auch die Gesellschaft als Ganzes beeinflusst Krankheitsbilder wesentlich. Dies zum Beispiel dadurch, dass sie, wie oben dargestellt, bestimmte Symptome anerkennt und andere wiederum peinlich oder lächerlich findet. Es gelten heute eindeutig die scheinbar von organischen Störungen hervorgerufenen Symptome als anerkennenswert und ernst zu nehmend. Dagegen würde heute ein großer hysterischer Anfall mit demonstrativem Umfallen, bizarren Bewegungen und Schreien, zum Beispiel bei einem Ministerempfang vor laufender Kamera und Tausenden von Zuschauern, als ziemlich merkwürdig und überwiegend peinlich gelten.

So wie der große hysterische Anfall vor 100 Jahren oder auch das Phänomen des Kriegszitterns im Ersten Weltkrieg zur damaligen gesellschaftlichen Wahrnehmung gehörten und passten, so sind unsere heutigen Krankheiten passend zu unseren Wahrnehmungen.

So werden etwa in Japan, China oder Indien die vermeintlich gleichen Krankheiten wieder anders wahrgenommen. Unter anderem macht dies auch kulturübergreifende, weltweite Vergleichsstudien über bestimmte Krankheiten so schwer.

Im Folgenden möchte ich den Wandel eines Krankheitsbildes am Beispiel der Multiplen Sklerose erläutern.

Die Multiple Sklerose ist eine Krankheit, die häufig im Alter zwischen 20 und 30 Jahren beginnt. Sie wird heute als eine durch Autoimmunvorgänge verursachte Schädigung von Nervengewebe im Gehirn und Rückenmark aufgefasst. Ihr Verlauf ist schubförmig oder auch schleichend und führt zur allmählichen Einschränkung von körperlichen und geistigen Fähigkeiten. Was diese Autoimmunvorgänge verursacht und in Gang setzt, ist unbekannt.

Vor 20 Jahren galt diese Krankheit als nicht behandlungsfähig. Man konnte lediglich mit Kortisonbehandlung den akuten Schub abkürzen und mildern. Aber den Verlauf der Krankheit positiv zu beeinflussen war nicht möglich. Sie galt als schicksalhaft. Als Arzt stellte man die Diagnose zurückhaltend und erst dann, wenn man wirklich sicher war. Man kannte zwar mildere Verläufe der Krankheit, aber allgemein herrschte das Bild vor, dass jemand mit dieser Krankheit auf kurz oder lang im Rollstuhl endet.

Nun gibt es seit etwas mehr als zehn Jahren Medikamente, die als geeignet gelten, den Verlauf der Krankheit positiv zu beeinflussen. Mit ihnen kann in etlichen Fällen das Fortschreiten der Krankheit verlangsamt werden. Es handelt sich um Medikamente, die je nach Präparat einmal täglich bis einmal wöchentlich gespritzt werden müssen. Der Verkauf dieser Medikamente, die Behandlungskosten von bis zu 30.000 Euro pro Jahr verursachen, ist für die Herstellerfirmen bei der Häufigkeit der Krankheit ein lukratives Geschäft. Insofern liegt es nahe, dass sich die Firmen bei der Erforschung der Wirksamkeit ihrer Medikamente in den letzten Jahren speziell auf die Frage konzentriert haben, ob die Wirksamkeit ihres Medikaments nicht vielleicht am besten ist, wenn die Behandlung so früh wie möglich beginnt. Tatsächlich gibt es Hinweise, dass eine Behandlung, die schon gleich nach den ersten Symptomen beginnt, die Krankheit in den ersten Jahren besser beeinflusst als eine Behandlung, die erst nach dem zweiten oder dritten Schub einsetzt. Ob dies auch Vorteile hat für den Langzeitverlauf der Erkrankung, ist dagegen noch unklar.

Was passiert nun? Es werden die Kriterien geändert, die die Diagnose Multiple Sklerose sichern. Nun kann man diese Krankheit bereits häufig nach den ersten Symptomen diagnostizieren und behandeln. Dass man damit auch Patienten behandelt, die nie eine Multiple Sklerose entwickelt hätten, weil es auch andere, weitaus harmlosere Ursachen für Symptome und Befunde gibt, die einer Multiplen Sklerose im Anfangsstadium ähnlich sind, aber nur einmalig auftreten, wird dabei billigend in Kauf genommen, zumindest von den Pharmafirmen unkritisch gesehen. Denn damit steigt der Absatz, und die Maßnahme ist ja scheinbar dadurch gerechtfertigt, dass denjenigen Patienten, die dann doch eine Multiple Sklerose entwickeln, wirksam geholfen werden kann.

Da es nun aber Patienten in diesem Diagnose- und Behandlungssystem gibt, die diese Krankheit nach früheren Kriterien nicht entwickelt hätten, nach neueren Kriterien aber sehr wohl, ändert sich das Krankheitsbild. Die Multiple Sklerose gilt plötzlich als milde und häufig nicht so schwerwiegend verlaufend wie früher. Dieses Phänomen wird dann fälschlicherweise als Erfolg der Behandlung gewertet. Noch problematischer ist aber, dass die Behandlung dann gerade bei den Patienten, die die Krankheit wohl gar nicht entwickelt hätten, als hochwirksam gilt, da es zu keinen weiteren Symptomen kommt. Auch wenn man anerkennt, dass die Medikamente wirklich zur Verlangsamung des Krankheitsprozesses führen, wird diese Verlangsamung auch durch den veränderten Umgang mit der Krankheit vorgetäuscht.

Nun ist es nicht etwa so, dass Ärzte oder Pharmafirmen dieses Phänomen als Problem sehen und der Diagnose und Behandlung eine gewisse kritische Distanz gegenüber bewahren – nein, das Phänomen wird ausgeblendet und spielt in der Wahrnehmung bereits nach kurzer Zeit keine Rolle mehr.

Leidtragende sind die Patienten, die nie eine Multiple Sklerose entwickelt hätten, aber mit der Diagnose leben und sich zwangsläufig dankbar dafür zeigen, dass ihre Krankheit besonders wirksam behandelt wird. Die ständige Aufgabe, sich das Medikament per Spritze zu verabreichen, und die häufig nicht unerheblichen Nebenwirkungen werden dabei geduldig ertragen.

Das Bild der Multiplen Sklerose hat sich gewandelt, und zwar innerhalb weniger Jahre und ohne dass dies der Mehrheit bewusst geworden wäre. Und die Wandlung erfolgte nicht etwa nur zum Guten hin.

Etliche andere Krankheiten könnte man als vergleichbare Beispiele anführen. Zu nennen wäre hier zum Beispiel Bluthochdruck, Fettstoffwechselstörung, Brustkrebs.

Wir leben heute in einer wissenschaftsgläubigen und wissenschaftsvertrauenden Gesellschaft, die zudem von Marktwirtschaft und Marktgesetzen auch im Gesundheitssystem massiv durchdrungen wird. So bestimmt Wissenschaft, aber auch der Markt heute maßgeblich das Bild einer Krankheit. Die Gesellschaft nimmt meist unbewusst und unreflektiert diese Konstruktionen von Krankheitsbildern auf und integriert sie ins vorhandene Bewusstsein und Weltbild.

Hierdurch verändert sich allmählich die Sicht auf eine Krankheit und deren Zusammenhänge.

Die Kranken, die am ehesten Grund hätten, dieses Konstrukt zu ihrem Krankheitsbild zu hinterfragen, geraten mit Eintritt in dieses Gesundheitssystem bei Beginn ihrer Krankheit in eine absolute Abhängigkeit und Fremdbestimmung. Sie geben, auch unter dem Eindruck, dass es sich bei ihrer Krankheit um ein hochkomplexes und hochspezialisiertes Phänomen handelt, ihre Autonomie an Experten ab, liefern sich diesen völlig aus. Der Anspruch des mündigen Kranken, der optimal und maximal aufgeklärt werden will, wird dabei meist nicht mehr als mit einem sehr oberflächlichen Versuch befriedigt, ihn an der Expertenmeinung teilhaben zu lassen. Insofern erfolgt Aufklärung fast immer tendenziell und eben nicht objektiv. Denn der Experte, der Arzt, ist ja ebenso unkritisch und unreflektiert von seinem Wissen, seinem Tun überzeugt.

Der Kranke zahlt mit seiner Krankheit und dem herrschenden Bild von ihr einen Tribut an die Gesellschaft, in der er lebt. Dieser Tribut ist höher, als wir allgemein glauben, und stellt wohl nicht selten das Hauptproblem der Krankheit selbst dar.

Es handelt sich um ein ungeschriebenes und unbekanntes Gesetz, das stets zur Anwendung kommt. Es ist vergleichbar mit den Gesetzen, die für Diebe und Mörder gelten. Denn auch deren Anwendung dient ja vorrangig der Erhaltung und Stabilisierung des Gesellschaftsgefüges. So wie auch ein sogenannter „Ehrenmord" oder die Steinigung von Ehebrecherinnen in mittelalterlich islamischen Gesellschaften denselben Zweck erfüllen.

Die moralischen Prinzipien und Gesetze, die eine Gesellschaft entwickelt, haben immer auch negative, manchmal tödliche Auswirkungen auf einzelne Mitglieder der Gesellschaft. Sie bestimmen auch das Bild von und den Umgang mit Krankheit und dem Kranken.

Aber andersherum bringt Krankheit auch das Gesellschaftsgefüge in Gefahr. Sie kostet Geld, bindet Ressourcen und schwächt die Leistungsfähigkeit im Dienst der Gesellschaft. Dies war in der Steinzeit so, und es ist auch heute – neben dem menschlichen Einfühlungsvermögen – der Antrieb zu helfen. Das Mitleid mit den Kranken, die Opferbereitschaft für sie haben sich hieraus entwickelt.

Insofern ist der Tribut wechselseitig. Kranke erbringen ihn für die Gesellschaft, die Gesellschaft erbringt ihn für die Kranken. Hieraus resultiert die Erhaltung eines gesellschaftlichen Gleichgewichts, das letztlich Kritik und Veränderung nur ungern und bedingt zulässt.

# Fazit

Wer die menschliche Existenz, das Leben allgemein als biochemischen Prozess sieht, einen Prozess, den es gilt in seine Einzelteile zu zerlegen, um ihn zu verstehen und beeinflussen zu können, der wird Krankheit als Defekt, als Panne, als überflüssig, als Unvollkommenheit des Mechanismus Mensch betrachten.

Leider hängen heute die meisten Ärzte und Gesundheitspolitiker dieser Vorstellung an. Hier gilt es, Krankheiten nach dem Schema neuester medizinischer Kenntnisse zu diagnostizieren und zu behandeln. Wo es nicht gelingt, eine Diagnose zu stellen, dort mag dann die Qualifikation des Arztes nicht ausreichen, oder es muss ein neues Krankheitsbild, eine neue, bisher nicht gekannte Diagnose kreiert werden.

Wo Behandlung nicht zum Erfolg führt, und das ist bei den meisten chronischen Krankheiten der Fall, ist man eben mit der wissenschaftlichen Erkenntnis in der Medizin noch nicht so weit.

Dass Krankheitsbilder sich wandeln, Diagnosen kommen und gehen und dass Krankheit zum Leben gehört, so wie der Tod, diese Tatsachen werden nicht anerkannt oder verdrängt.

Krankheit wird nie beherrscht, geschweige denn besiegt. Mit der erfolgreichen Behandlung der einen Krankheit erwächst sozusagen fast zwangsläufig eine neue.

Krankheiten, das Bild von ihnen und deren Behandlung sind jeweils ein Produkt der Zeit, des herrschenden Weltbildes, das sich heute aus wissenschaftlichen Erkenntnissen und gesellschaftlichem Gefüge bildet.

Krankheiten sind aber nicht nur ein Produkt und Bestandteil der Gesellschaft. Sie dienen auch der Stabilität der Gesellschaft in wirtschaftlicher, in weltanschaulicher und auch in spiritueller Hinsicht.

Krankheit mahnt uns an unsere Vergänglichkeit, an unsere Verletzlichkeit, an die Existenz von Schmerz und Leid, sie lehrt uns aber auch Bescheidenheit und Demut und kann uns dem Sinn des Lebens und dem Sinn der Welt näher bringen. Krankheit kann uns und andere reifen lassen, bewusster, klüger und friedvoller werden lassen, wenn wir so weit sind, sie in ihrer Gesamtheit und nicht nur als mechanischen oder biochemischen Defekt zu betrachten.

Sind wir fähig, Krankheit als Bestandteil, als Produkt gesellschaftlicher Konstruktion zu betrachten, so sind wir vielleicht fähig, das Bild von der eigenen Krankheit zu verändern, die Folgen und Auswirkungen zu beeinflussen, in eine positive Richtung zu lenken, ohne Chirurgie oder Pharmakologie, allein durch Änderung des Bildes von der eigenen Krankheit, der Einstellung ihr gegenüber.

Selbstverständlich bleiben wir dabei Teil einer Gesellschaft, haben wir ein mehr oder weniger gefestigtes Weltbild und ein Bild von Krankheiten – ob wir nun Arzt sind oder Laie. Die Gesellschaft, in der wir leben, das Weltbild, das wir haben, geben uns Halt und Orientierung. Wir können unsere Ansichten und Vorstellungen über die Welt und über Krankheiten nicht beliebig austauschen oder einfach persönlichen Bedürfnissen anpassen.

Aber mit Krankheiten umzugehen, sie zu bewältigen in dem Sinne, dass sie nicht ausschließlich unser Leben und unser Denken bestimmen, sie wirksam zu mildern oder zu überwinden, all dies ist eben nicht zu erreichen, indem wir uns passiv einer Reparaturmentalität hingeben und den neuesten chirurgischen Methoden, Bestrahlungsverfahren oder Medikamenten blind vertrauen.

Hierzu ist vielmehr eine Einsicht in oder zumindest eine Ahnung von größeren Zusammenhängen in das Mysterium des Lebens, des Sinns notwendig. Hierzu gehört auch die Bereitschaft und Fähigkeit, höhere Gesetze anzuerkennen als die der Wissenschaft oder

der Medizin, die sogenannten Naturgesetze. Es gehört hierzu eine Ahnung von der Relativität und Unzulänglichkeit allen Wissens, allen Könnens, allen Wollens.